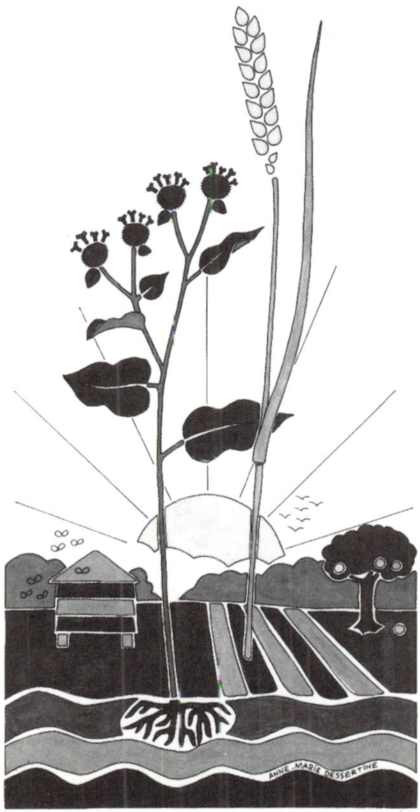
ANNE.MARIE DESSERTINE

DANS LA MÊME COLLECTION

Jean-Paul Allaux : **Le Cœur en forme !**
Dr Jacques Amoyel : **La Médecine manuelle.**
Dr Léon Bence et Max Méreaux : **Guide pratique de musicothérapie.**
Louis de Brouwer : **L'Art de rester jeune.**
Daniel Chernet : **Les Protéines végétales.**
Jean-Luc Darrigol : **Le Miel pour votre santé.**
Jean-Luc Darrigol : **Les Céréales pour votre santé.**
Jean-Luc Darrigol : **Traitements naturels de la constipation.**
Jean-Luc Darrigol : **Santé et beauté de vos cheveux.**
Dr Louis Donnet : **Les Aimants pour votre santé.**
Gérard Edde : **Manuel pratique de digitopuncture.**
Gérard Edde : **Les Couleurs pour votre santé.**
Gérard Edde : **Ginseng et plantes toniques.**
Gérard Edde : **La Médecine ayur-védique.**
Georges Faure : **Les Métaux pour votre santé.**
Georges Faure : **Les Relaxations sensorielles.**
Louis Faurobert : **Vos enfants en pleine forme !**
Louis Faurobert : **En forme après 60 ans.**
Louis Faurobert : **Jeune et belle après 40 ans !**
Pierre Fluchaire : **Bien dormir pour mieux vivre.**
Henri-Charles Geffroy : **L'Alimentation saine.**
Vincent Gerbe : **Votre potager biologique.**
Vincent Gerbe : **Initiation au végétarisme.**
Drs Gérard Katz et Alain Maurin : **Santé et thermalisme.**
Jean-Pierre Krasensky : **Massage réflexe des pieds.**
José Lefort : **Traitements naturels de la douleur.**
Dr Jean Léger : **Hygiène et santé des dents.**
Dr René Lacroix : **Savoir respirer pour mieux vivre.**
B. Legrais et G. Altenbach : **Santé et cosmotellurisme.**
Dr Francis Lizon : **L'Homéopathie pour le chien, le chat et le cheval.**
Thierry Loussouarn : **Initiation au Yoga.**
Dr J.-C. Marchina : **Santé et beauté de votre peau.**
Désiré Mérien : **Les Clefs de la nutrition.**
Désiré Mérien : **Les Clefs de la revitalisation.**
Désiré Mérien : **Caractère, forme et santé.**
Jacques Mittler : **Introduction à la macrobiotique.**
Gilles Orgeret : **Mon dos... une histoire d'amour !**
Dr André Passebecq : **L'Argile pour votre santé.**
Dr André Passebecq : **La Santé de vos yeux.**
Dr André Passebecq : **Traitements naturels des affections respiratoires.**
Dr André Passebecq : **Traitements naturels des affections circulatoires.**
Dr André Passebecq : **Traitements naturels des troubles digestifs.**
Dr André Passebecq : **Rhumatismes et arthrites ; traitements naturels.**
Dr André Passebecq : **Maladies des reins, vessie, prostate.**
Dr André Passebecq : **Maladies des oreilles et surdité.**
Dr Jean-Louis Poupy : **Manuel pratique de moxibustion.**
Martine Rigaudier : **330 Recettes végétariennes.**
Martine Rigaudier : **Recettes et menus végétariens pour les 4 saisons.**
Guy Roulier : **La Santé au féminin.**
André Roux : **Introduction à l'iridologie.**
Dr J.-E. Ruffier : **Gymnastique quotidienne.**
Dr J.-E. Ruffier : **Traité pratique de massage.**
Alain Saury : **Manuel diététique des fruits et légumes.**
Alain Saury : **Les Huiles végétales d'alimentation.**
Joël Savatofski : **Le Massage douceur.**
Jean de Sillé : **Des plantes pour vous guérir.**
Jean de Sillé : **Des aromates pour vous guérir.**
Nicole Walthert : **La Marche, source de santé.**

initiation au yoga

collection
santé naturelle

AUTRE OUVRAGE DU MÊME AUTEUR

Transformez votre vie par la sophrologie. Guide pratique de relaxation dynamique et curative (Éditions Dangles).

Thierry LOUSSOUARN
(Professeur de yoga)

initiation au yoga

Dessins de Christian Pilastre
32e mille

Retrouvez, chez vous, harmonie, détente et bien-être. 7 séances de yoga, simples, complètes et progressives s'adressant à tous.

Editions DANGLES
18, rue Lavoisier
45800 ST JEAN DE BRAYE

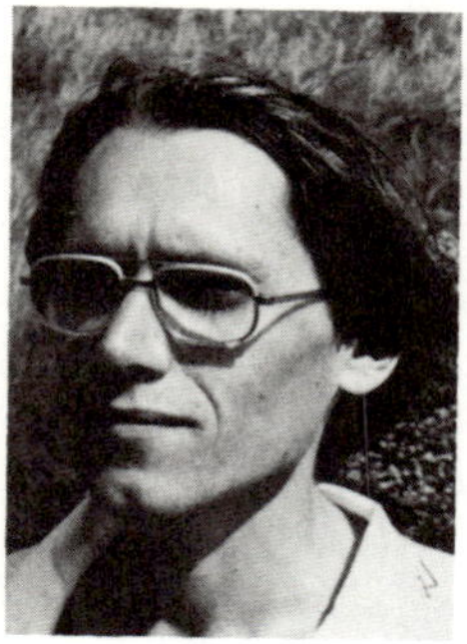

L'AUTEUR :

Né en 1955 à Nantes, Thierry Loussouarn passe son enfance en Vendée. Dès l'adolescence, il est attiré par l'ésotérisme et la spiritualité, et découvre le yoga au travers des livres de Sri Aurobindo et de Satprem. Ces lectures l'amènent, durant 3 mois, à l'ashram de Sri Aurobindo (Pondichéry, Inde), où se révèle à lui la nécessité d'une recherche spirituelle et d'un travail sur soi-même particulièrement complets.

De retour en France, il devient lui-même professeur de yoga et enseigne régulièrement cette discipline qui privilégie la détente et la relaxation pour que se développe en chacun une attitude mentale juste et méditative, génératrice de calme et d'amour.

Il est, de plus, diplômé de la Fédération européenne de sophrologie (elle-même rattachée à la Fédération mondiale de sophrologie) et donne des cours de sophrologie. Il anime des stages d'épanouissement et d'autoguérison qui mettent en relief les pouvoirs infinis de l'esprit et il poursuit actuellement des recherches sur la relaxation et l'imagerie mentale positive à l'aide d'un caisson d'isolation sensorielle.

ISSN : 0180-8818
ISBN : 2-7033-0234-7

Introduction

Depuis une trentaine d'années, le yoga n'a cessé d'être enseigné à un nombre de plus en plus grand d'Occidentaux. Ceux-ci ont pu découvrir les bienfaits des mouvements au ralenti, de la relaxation, de la respiration contrôlée et de la concentration juste.

La nécessité d'une telle discipline se fait un peu plus sentir chaque jour, à cause du rythme toujours plus rapide imposé par une société découvrant les « merveilles » de la technique. Mais le cœur et le mental de l'homme n'ont pu s'adapter sans problème à ce changement de vie. Nombreux sont ceux qui se tournèrent alors vers le yoga.

Cette discipline constitue pour eux l'antidote de leur vie de tensions et de fatigues. La séance de yoga est, en quelque sorte, un retour vers ce rythme lent que la nature suit inexorablement. Il s'agit d'effacer le stress et la nervosité d'une part et, d'autre part, de favoriser l'épanouissement des qualités les plus profondes.

Mais, actuellement, nombreux restent ceux qui pensent que le yoga est réservé à une « élite ». Ce livre veut leur prouver que cette discipline, plusieurs fois millénaire, est **pratiquable par toutes et tous.** Elle ne demande aucune compétence particulière. Il suffit seulement d'avoir le désir de **se sentir mieux dans son corps** et de vouloir **être en harmonie avec son cœur et son esprit.**

En lisant ce livre, les néophytes y trouveront condensées les bases immuables de la pratique yogique, et ils découvriront très vite les bienfaits conjugués des postures, des respirations et des relaxations.

Pour les débutants, cette initiation constitue une seconde approche, à la fois progressive et sans danger, des postures de base simples et efficaces.

Pour ceux qui pratiquent le yoga depuis un peu plus longtemps, ce recueil de postures variées leur garantit un bon entretien musculaire et articulaire.

Chez tous, la pratique du yoga assure une stimulation de tout le système nerveux, des glandes endocrines, du système lymphatique et des viscères. Elle favorise un retour à la normale de leurs fonctions biologiques.

La pratique du yoga chez soi rend l'adepte indépendant, et le but majeur du yoga n'est-il pas la libération ? Celle-ci ne peut être obtenue que par la propre prise en charge de l'élève par lui-même, le professeur ou le livre n'étant là que pour guider et conseiller.

Le yoga est avant tout une **discipline non violente.** Ainsi, chaque posture, chaque respiration, sont des approches qui doivent être vécues comme telles.

Certaines qualités sont alors à rechercher et à faire grandir en soi. La **patience** (qui est compréhension) est un outil nécessaire. La **douceur** (qui est amour) est à la fois le but et le moyen indispensable à cette pratique. La **conscience** (qui est joie) est l'éternelle compagne. Quiconque vit ainsi sa séance de postures et de respirations, comprend que le yoga est relaxation du corps et de l'esprit, du cœur et de l'âme. L'adepte se place alors de lui-même dans la longue lignée des yogis (1) hindous.

---

1. Le terme « yogi », désignant le pratiquant de yoga, se prononce en fait « yogui », mais s'écrit sans « u » dans la langue hindoue. La consonne G est dure, même devant un I ou un E.

PREMIÈRE PARTIE

Conseils généraux
Série préliminaire

Conseils généraux

1. Historique

Les origines du yoga se perdent dans la nuit des temps. A l'heure actuelle, il nous est encore difficile de déterminer l'époque à laquelle vécurent les premiers yogis qui portaient le nom de *rishis* (1).

L'enseignement était directement transmis par voie orale, de maître à disciple ; la pratique du yoga devait rester secrète. Pour cela, un maître (*gourou* en sanskrit) n'acceptait un élève que lorsque celui-ci avait fait preuve de sa sincérité et de son désir profond d'avancer sur le chemin souvent difficile du yoga.

Les premiers textes faisant état du yoga sont issus des *Védas* dont l'écriture s'échelonne de 1500 à 800 avant Jésus-Christ. On y trouve l'exposé de rites (magiques ou divins), d'ascèses variées (jeûne, immobilité prolongée, arrêt du souffle...), d'expériences spirituelles, mentales et physiques, de pouvoirs (voyance...), qui vont se précisant plus nous avançons dans le temps. Et dans les *Upanishads* (fin des *Védas*), plus proches de l'ère chrétienne, sont traitées de nombreuses techniques de yoga.

On découvre alors que les sages de l'époque connaissaient une certaine forme de psychanalyse, ce qui est la preuve de leur immense savoir. Mais, ce qui est encore plus remarquable, est leur

1. Sages, voyants.

connaissance profonde de l'être qui, non seulement reste valable en ce XXe siècle, mais devient pour nombre d'Occidentaux un nouveau chemin vers Dieu.

Parmi les *rishis* dont le nom est resté gravé dans l'histoire, retenons Kapila. Il serait le fondateur du *samkhya,* base philosophique du yoga. Bien que, par l'origine, différent du yoga, le *samkhya* a été adopté par de nombreux yogis. Ceux-ci l'ont inclus dans leur système de vie à tel point que ces deux notions sont actuellement indissociables. En fait, le *samkhya* a influencé toute l'Inde religieuse et spirituelle jusqu'à nos jours.

Le *samkhya* nous expose les trois origines de la souffrance humaine : celle qui provient de nous-même (désirs insatiables, refus d'accepter ce qui est...), celle qui provient des autres (violence) et celle causée par la nature (grands froids, ouragans, tremblements de terre, mais aussi déterminisme des astres). Le yogi va s'efforcer de juguler la première.

Face à l'affliction, l'homme peut soit en rechercher la cause profonde, soit la fuir. La seconde solution ne fait, au fil des années, qu'aggraver le problème. Nous avons là l'attitude de ceux qui sont emportés par la vie plus qu'ils ne la dirigent. Par contre, celui qui recherche sincèrement la cause de tant de souffrance, arrive à en comprendre les mécanismes et, par-là, à se libérer intérieurement. Tel est l'un des buts majeurs du yoga.

2. Les différents yogas

Chaque individu possède une personnalité qui lui est propre. Les yogis tiennent compte de ces différences psychologiques et vont même jusqu'à prendre appui sur la dominante de leur tempérament.

L'adepte qui possède un net penchant à la dévotion va plutôt pratiquer le **Bhakti-yoga** (2), où l'adoration d'un dieu occupe une

2. Bhakti : dévotion, amour, soumission.

place prépondérante. Les adeptes du mouvement « Hare Krishna » pratiquent cette forme de yoga. A longueur de journée, ils prononcent ou chantent le nom de Krishna et tournent toutes leurs actions vers Lui. Ils n'hésitent pas, même à l'extérieur de leur ashram (3), à manifester leur joie devant des passants qui souvent ne comprennent pas la raison d'une telle euphorie. L'enseignement religieux chrétien se rapproche beaucoup du Bhakti-yoga tant est intense l'amour envers Jésus, Marie ou Dieu le Père. Cela est encore plus net dans les monastères où la contemplation est présente à chaque moment de la journée.

Celui qui ressent un besoin d'action et qui tient à vivre dans la société où il est né, va choisir le **Karma-yoga** (4). Chacun de ses actes, chaque instant de sa vie de travailleur est vécu indépendamment du profit qu'il peut en retirer. Le Bhakti-yogi effectue son travail de son mieux, sans se soucier d'en recueillir les fruits. Son action dans le monde est totalement désintéressée.

La personne dont l'intelligence est l'élément dominant va s'efforcer par la réflexion et l'analyse et par la compréhension de ses mécanismes internes de se libérer de ses problèmes intérieurs pour atteindre l'unité. On le nomme **Jnana-yogi** (5).

Lorsque c'est le besoin de travailler sur son corps (pour le perfectionner et l'épurer) et sur son souffle (pour acquérir une parfaite maîtrise des fonctions psychiques et biologiques) qui prédomine, le futur adepte se tourne vers le **Hatha-yoga** (6), yoga de

---

3. Communauté vivant autour d'un maître ou d'un guide (guru).

4. *Karma* signifie d'abord acte, action, mais exprime également le résultat de ces actes. Ainsi, tout ce que nous vivons dans cette vie est le résultat de nos actions passées et de nos vies antérieures. Bien vécus, nos problèmes et nos difficultés nous permettent d'évoluer.

5. *Jnana :* connaissance.

6. *Ha :* Soleil ; *Tha :* Lune. Le soleil symbolise les forces positives (masculines), et la lune les forces négatives (féminines). L'équilibre entre ces deux forces est nécessaire (nous retrouvons la même notion en acupuncture).

l'équilibre énergétique. Retrouver un équilibre physique, mental et nerveux, maintenir un état de relaxation pour éviter toute perte d'énergie et posséder un corps sain et fort constituent ses préoccupations premières. Mais tout cela ne constitue que les fondations sur lesquelles il va pouvoir s'appuyer pour aller encore plus dans cette aventure intérieure. Car le Hatha-yoga (encore appelé *Ashtanga-yoga* ou *Yoga aux 8 étapes*) est un enseignement complet.

3. Les 8 étapes du Hatha-yoga

a) La première étape : yama

La première étape est nommée *yama,* mot que l'on retrouve dans *prânayama* et qui signifie, contrôle, maîtrise. Il y a cinq *yama*.

La non-violence (ou non-nuisance) : le yogi ne doit pas tuer et, autant que possible, s'abstenir de manger de la viande. Ses actions, ses paroles, ses pensées ne doivent pas être empreintes d'agressivité.

Le non-mensonge : il s'agit non seulement de ne pas mentir, mais aussi d'avoir une unité entre les actes, les paroles et les pensées. La vérité doit être exprimée tant qu'elle ne fait encourir aucun danger à qui que ce soit.

Le non-vol : ne pas s'approprier ce qui ne nous appartient pas, mais également ne pas désirer ou convoiter les objets d'autrui.

La continence sexuelle : elle est interprétée de façon différente selon les yogis. Certains sont mariés (Krishnamacharya, Iyengar...), d'autres au contraire font vœu de chasteté. Cette continence s'installe d'elle-même lorsqu'un certain degré d'évolution est atteint.

La non-possession : ce *yama* peut paraître incompatible avec la société occidentale où la vie est basée sur la réussite matérielle. Mais, tout en tenant compte de nos activités sociales et professionnelles, nous pouvons limiter nos possessions, qu'elles soient d'ordre vestimentaire ou autre.

b) La deuxième étape : niyama

Là aussi, nous trouvons cinq *niyama :*

Pureté physique et mentale : ce *niyama* est d'abord une règle d'hygiène qui met l'accent sur la propreté corporelle (se laver régulièrement), la propreté organique (ne pas manger d'aliments nocifs comme la viande, l'alcool..., trop riches ou en trop grande quantité), la propreté interne obtenue grâce à des techniques de purification nommées *kriyas* (nettoyage du nez, des intestins et de l'estomac, en général avec de l'eau salée).

Il est ensuite demandé d'éliminer (la pratique des postures et des respirations aidant) les pensées ou émotions négatives.

Le contentement (ou attitude sereine) : ce point est très important. Ce *niyama* est à la base de nombreux enseignements en Orient. Devant toute chose, il est demandé d'avoir une même attitude calme et tranquille. Prenons un exemple : vous vous réveillez avec une angine ; le premier réflexe est de s'emporter, car justement ce jour-là vous recevez des amis. Acceptez le fait ! Acceptez la maladie ! Ne créez pas de tensions en vous mettant en colère. L'angine est là, c'est la seule vérité ! Si vous ne l'acceptez pas, vous créez automatiquement des tensions et, de plus, vous gaspillez une énergie dont vous avez le plus grand besoin pour votre guérison.

L'attitude du yogi est la suivante : je suis malade, j'accepte cet état, et je vais maintenant tout faire pour juguler cette maladie. Mais, au préalable, je dois avoir une attitude positive afin de contrôler mon énergie au lieu de la gaspiller par une attitude mentale négative. Cela est valable pour tous les moments, toutes les phases de la vie.

L'ascèse : l'Inde a, hélas ! donné une mauvaise opinion de la vie ascétique. De nombreux voyageurs occidentaux ont assisté à des scènes de fanatiques restant des jours, voire des semaines, dans une attitude figée prouvant ainsi le parfait contrôle de leur corps et de leurs sens. Mais ces efforts sont-ils capables de leur apporter la sérénité ? Telle est la question fondamentale. L'effort sur soi doit être une action visant à un mieux-être spirituel, à une plus grande ouverture sur la vie. La pratique des postures, des respirations, des méditations est en soi une ascèse. Dans cette discipline, la volonté est une aide indispensable, le volontarisme au contraire est à proscrire. Si vous forcez votre corps à tenir des postures très longtemps, vous arriverez peut-être à un meilleur contrôle de vous-même mais, en même temps, vous renforcerez votre ego, votre orgueil, et cela c'est aller à l'encontre du but du yoga. L'ascèse peut être vécue à chaque instant de votre vie quotidienne, sans se couper des réalités de la vie sociale ou familiale. C'est, par exemple, savoir s'arrêter de manger lorsque le repas a été suffisamment copieux, ou éteindre le poste de télévision lorsque l'émission est de mauvaise qualité.

L'étude des textes : les textes en question sont les *Védas,* assez peu connus en Occident et difficilement assimilables sans l'aide d'un érudit. Sans doute n'est-il pas nécessaire d'étudier ces livres dans leur traduction exacte, mais certains ouvrages sont nécessaires pour mieux comprendre les mécanismes de notre esprit et de notre ego (7).

Nous avons d'abord besoin de livres qui donnent des réponses précises à nos questions, puis les réponses viendront d'elles-

7. Voir bibliographie en fin d'ouvrage.

mêmes en observant nos réactions et nos comportements d'une façon juste.

La dévotion à Dieu : le Hatha-yogi devient ici **Bhakti-yogi** et tourne sa vie vers Ishvara, Dieu suprême. Ce cinquième *niyama* montre que le yoga est un enseignement religieux, non pas dans le sens d'un système organisé comme l'est la religion chrétienne, mais comme moyen de se « relier » à cette étincelle divine que l'on a tous en nous et qui nous relie les uns aux autres.

c) La troisième étape : la posture

Est posture de yoga toute position pouvant être conservée longtemps, sans effort démesuré, immobile, avec la respiration contrôlée et une concentration (ou attention) juste. L'adepte doit acquérir la maîtrise de son corps physique et le rendre sain.

d) Quatrième étape : la maîtrise du souffle et de l'énergie

Dans un premier temps, il est indispensable de savoir respirer correctement afin de tonifier son organisme et certaines fonctions organiques. Puis, le yogi apprend à diriger son énergie là où il le désire, pouvant ainsi rétablir aisément l'équilibre énergétique, générateur de santé parfaite.

e) Cinquième étape : le retrait des sens

Le premier pas est de savoir se relaxer en profondeur. Le second est de pouvoir se couper du monde extérieur lorsqu'on le désire, pour se retrouver soi-même.

Le troisième pas est de prendre conscience des limites de nos facultés sensorielles qui, bien souvent, nous trompent. Exemple : un promeneur aperçoit soudain sur le bord d'un chemin, un serpent. Immédiatement, son cœur s'emballe, ses glandes surrénales déchargent leur adrénaline, ses jambes deviennent sans force. Il recule un peu mais n'aperçoit pas le serpent bouger. Il décide alors de s'en rapprocher et découvre qu'il ne s'agit en fait que d'une vieille corde. D'autres exemples peuvent nous prouver combien nos sens nous trompent, mais chacun a sans doute en tête quelques anecdotes de ce genre.

Donc, méfions-nous de nos sens, car ce qui est grave c'est qu'ils influencent notre vie et notre façon de penser.

f) Sixième étape : la concentration

Nous en parlons en détail dans le paragraphe consacré à ce sujet (§ 10).

g) Septième étape : la méditation

Lorsque la concentration devient naturelle, l'adepte voit sa faculté d'attention (8) se perfectionner. La méditation, c'est avant tout savoir être attentif au monde et à nos réactions vis-à-vis de ce monde.

h) Huitième étape : le samadhi

Le yogi « entre » en *samadhi* quand sa méditation devient spontanée. Le *samadhi* est une libération définitive de nos blocages et de nos difficultés à vivre épanoui. Il est au yoga ce que le *nirvâna* est aux bouddhistes et le Royaume des Cieux aux chrétiens.

*
* *

8. Voir, à ce sujet, le paragraphe 10.

Ces huit étapes ne sont, en fait, pas des paliers, car une posture (3e étape) ne peut être prise sans respiration (4e étape), ni sans un minimum de concentration (6e étape) ; elle ne peut être conservée agréablement si le corps ne se relaxe pas (5e étape). Le yogi ne se sentira pas bien dans les *asanas* (postures) s'il force violemment son corps (non-respect du premier *yama* : non-violence).

De plus, le Hatha-yoga englobe tous les autres yogas : le Bhakti (avec le 5e *niyama*), le Jnana (avec le 4e *niyama*), le Karma (avec le 5e *yama* et le 2e *niyama*). Il mérite donc bien le nom de **yoga intégral.**

*

*   *

Il existe d'autres yogas qui sont en réalité des formes plus approfondies de l'une de ces huit étapes.

— Le **Raja-yoga** (ou **yoga royal**) privilégie la méditation.

— Le **Nidra-yoga** (9) est la recherche d'une relaxation profonde en vue de faciliter une intériorisation génératrice de paix et de silence.

— Le **Kundalini-yoga** accorde plus d'importance à l'éveil de la force énergétique située au bas de la colonne vertébrale qui, remontant vers le sommet du crâne, réveille nos sept centres subtils. Ces *chakras,* une fois ouverts, procurent certains pouvoirs et développent nos qualités.

— Le **Mantra-yoga** consiste en la répétition de paroles sacrées et de certains sons pour introduire des états de conscience supérieurs.

— Le **Japa-yoga** est une forme du Mantra-yoga. A l'aide d'un *mala* (10), le yogi répète une parole sacrée à chaque grain.

— Le **Yantra-yoga** est une méditation sur les symboles et les formes géométriques.

---

9. Nidra : déesse du sommeil.
10. *Mala :* chapelet hindou.

Tous ces yogas ont le même but : diminuer puis supprimer l'emprise que l'ego — cette partie de nous-même conditionnée par la culture, l'éducation, les lectures, les parents, la religion — a sur notre vie, afin de trouver un bonheur profond. **L'ego est la cause profonde de toutes les guerres et de toutes les violences.**

4. Pourquoi le yoga (buts, moyens) ?

Observons-nous quelques instants. Sommes-nous bien dans notre corps ? Nous est-il possible de monter un ou plusieurs étages sans nous essouffler ? Arrivons-nous à contrôler le rythme effréné de nos pensées lorsque, par exemple, nous cherchons le sommeil ? Celui-ci est-il de bonne qualité ? Nous sentons-nous frais et dispos le matin au saut du lit ? N'avons-nous pas des tics, des tensions dont nous ne savons comment nous débarrasser ? Sommes-nous capable de rester calme en toute circonstance ? A-t-on déjà fait l'expérience de cette paix intérieure que procurent quelques instants de méditation ? Savons-nous seulement que nous sommes contracté, énervé ? Ne considérons-nous pas ces états-là comme naturels à cause de leur banalité ?

Les questions pourraient affluer encore longtemps. Autant de réponses négatives, autant de raisons de commencer la pratique du yoga. En effet, ce yoga occidental (11) est un moyen unique de résoudre ces problèmes, grâce à la diversité de ses techniques. Il tonifie l'organisme et le rend apte à se défendre contre les agressions extérieures. Il lui apporte une élasticité et une vigueur plus

---

11. Nous précisons « Occidental » car le yoga hindou ne tient évidemment pas compte de nos conditions de vie. Le simple fait de s'asseoir quotidiennement sur une chaise nous distingue de l'Oriental toujours assis à même le sol ou accroupi. Ainsi, les articulations de nos membres inférieurs ne sont-elles pas préparées aux flexions-torsions très poussées que les yogis réalisent aisément.

que nécessaires à notre époque. Il agit en profondeur sur notre système nerveux et notre psychisme. Il nous fait découvrir des zones de calme et de paix que les mots traduisent maladroitement.

Alors se réalise l'union du corps, du mental et de l'âme. N'étant plus divisés en nous-même, nous découvrons la joie.

5. La posture

Il y a, paraît-il, 84 000 *asanas* (12), mais en Occident nous n'en utilisons que quelques centaines. En fait, le débutant n'en a réellement besoin que d'une cinquantaine. Cette diversité étonnante est là pour assurer un développement complet et harmonieux du corps. Ainsi, tous les muscles, toutes les articulations sont sollicitées. Les viscères, les glandes, le système nerveux sont stimulés. Chaque posture produit des effets qui lui sont propres, aussi bien sur le plan physique que sur les plans mental et spirituel. L'*asana* doit être exécuté avec lenteur et conscience, chaque geste s'harmonisant avec une phase respiratoire bien précise. Puis, une fois le corps installé dans la position recherchée, l'immobilité est requise durant un certain temps : court si la posture est effectuée en « dynamique », le souffle retenu ; plus long si elle est conservée avec la respiration contrôlée (en « statique »). L'adepte essaie alors de détendre les muscles non nécessaires au maintien de cet *asana*. **Il ne force pas** et respecte ainsi le premier principe de la philosophie yogique : la non-violence. Il va ensuite quitter cette posture avec la même douceur et retrouver une position d'attente et de détente. Naît alors une période de relâchement musculaire où l'adepte reste à l'écoute de son corps afin de percevoir les effets engendrés par l'*asana* qu'il vient de quitter, période qui, de plus, prépare la pose suivante. Ce moment privilégié — s'il est vécu sans

12. Postures de yoga. Ce mot est du masculin.

perturbations physiques ou mentales — constitue une phase méditative excellente pour le développement intérieur.

6. La respiration

La vie de tout être vivant est rythmée par le souffle. C'est lui qui insuffle la Vie ou la retire. L'acte respiratoire conditionne la santé de notre organisme. En conduisant l'air dans les poumons, il fournit l'oxygène vital — immédiatement mis en circuit par les deux veines pulmonaires — et rejette le gaz carbonique (CO_2) amené aux poumons par l'artère pulmonaire.

Le corps se débarrasse ainsi de ses déchets et reçoit, en contrepartie, l'aliment nécessaire à son travail. Comparez cela à une usine qui consomme du pétrole et rejette de la fumée : elle s'encrasse progressivement si les évacuations se font mal ; elle ne peut plus fournir autant de travail si on ne lui apporte pas assez de combustible. Il en est de même pour l'usine humaine.

Mais l'air est plus qu'un simple support de l'oxygène. Il contient un élément encore plus indispensable à notre survie : le *prâna* (13). Ce *prâna* est non seulement présent dans l'air, mais aussi dans les aliments et les boissons. En circulant partout dans l'organisme, il en assure le bon fonctionnement. Si cette circulation énergétique est trop faible, mal équilibrée ou bloquée par endroits, la maladie survient. Le yoga, tout comme l'acupuncture, permet alors de régulariser l'écoulement de cette énergie. Pour certains auteurs modernes, les ions négatifs de l'air seraient une manifestation de ce *prâna*. Partout où ces ions sont présents (bord de mer, montagne, campagne...), nous nous sentons revivifiés ; là où ils sont absents (bureaux mal aérés, pièces avec air conditionné,

---

13. Energie.

grandes villes), nous nous fatiguons plus rapidement, sommes plus perméables aux rhumes et plus sujets aux dépressions.

Les yogis affirment qu'il est possible, grâce à un contrôle respiratoire et une bonne concentration, de diriger ce *prâna* là où nous le désirons. Une pensée contrôlée peut accomplir des miracles pour peu que l'on sache l'utiliser. **Cet outil merveilleux est la clef de notre santé physique et mentale.** Mais revenons à la respiration.

Première constatation : nous ne savons pas respirer. Et curieusement, bon nombre de personnes prennent spontanément conscience de ce défaut avant même d'avoir étudié le yoga. Lors de l'apprentissage de la respiration complète, le débutant se sent vite limité, voire bloqué. Les causes varient d'une personne à l'autre : thorax étriqué, diaphragme bloqué, respiration trop rapide ou trop haute, expiration insuffisante...

Deuxième constatation : nous ignorons les nombreux effets d'une respiration consciente et contrôlée. Elle procure un sentiment de paix et de calme car respirer consciemment c'est toucher — en soi-même — à l'essentiel, c'est se ressourcer. Vivre pleinement le processus respiratoire apporte une grande sensibilité du cœur, qui est la porte ouverte vers une profonde connaissance des autres et de soi-même.

La respiration yogique tonifie les viscères abdominaux, le foie, le pancréas ; elle masse les reins (surtout le gauche) ; elle purifie le corps.

Quant aux *prânayamas* (14), ils ont sur le psychisme et le cerveau des effets beaucoup plus puissants. Pour cette raison, ils doivent être abordés avec prudence et après une certaine pratique des postures et des respirations fondamentales.

---

14. Exercices respiratoires plus poussés.

7. La technique respiratoire

L'air doit pénétrer par les narines à l'inspir comme à l'expir. En effet, l'air frais se réchauffe au contact des narines et ainsi la gorge n'est pas refroidie. Lors de l'exhalation, l'air restitue une certaine chaleur aux narines ce qui empêche leur refroidissement. Ne pas suivre ces indications, c'est s'exposer aux rhumes, rhinites, maux de gorge...

Lenteur et régularité sont nécessaires à une bonne intériorisation. Si vous ne contrôlez pas le souffle, il devient superficiel et très court. Mais ce qui est plus grave, c'est que vous perdez l'*état d'attention*. Ralentir la respiration, c'est devenir conscient.

Enfin, la respiration doit être **profonde et complète.** Il ne s'agit pas bien entendu de forcer, mais d'aller au maximum des possibilités présentes, la respiration devant apporter une sensation de bien-être.

Respirez comme si on vous avait alloué à la naissance un certain nombre de respirations. Retrouvez une respiration lente dès que cela est possible et, très vite, vous en ressentirez les bienfaits.

8. L'ujjayi

Ujjayi est d'abord un *prânayama,* donc un exercice respiratoire pratiqué indépendamment des postures. Mais, dans le sud de l'Inde, les yogis utilisent la contraction de la gorge qui le caractérise tout au long de la séance de yoga. Cette façon de respirer s'avère très utile pour nous, Occidentaux, qui avons souvent du mal à contrôler notre souffle.

a) Comment réussir ?

Il s'agit d'effectuer une contraction au niveau de la gorge (glotte et épiglotte) qui réduit ainsi le passage de l'air vers les poumons. Le frottement de l'air contre les parois crée ce bruit caractéristique de l'*ujjayi* qui fait un peu penser au ronflement du dormeur.

Lorsque vous avalez un peu de salive, vous sentez la gorge qui se referme et empêche la salive de passer dans les poumons. Maintenez cette contraction au niveau du cou puis, inspirez lentement en desserrant un peu la glotte pour laisser passer l'air, mais sous forme d'un léger filet. L'air passant difficilement, vous émettez alors un son assez rauque que vous modulez en ouvrant plus ou moins la glotte. En fait, ce son doit être très léger sinon vous ressentirez vite une fatigue.

Au début de votre pratique, il est possible que cette respiration en *ujjayi* provoque quelques toussotements. Ne vous en inquiétez pas, mais cessez pour une journée de respirer ainsi.

Utilisez cette respiration dans toutes les postures si vous le désirez, sauf en posture de relaxation (à plat dos ou à plat ventre) et durant les prânayamas alternés comme *Nadi-Sodhana* (sauf le *prânayama Ujjayi* qui donne le nom à cette technique). Adoptez-la systématiquement dans les postures d'équilibre (*Arbrisseau* ou *Arbre*).

b) Ses effets

— Il permet de ralentir la respiration, donc d'avoir des gestes plus lents.

— Il favorise la concentration. C'est un support auditif très utile pour certaines postures, certaines méditations...

— Il est sédatif, et peut être utilisé le soir pour amener le sommeil.

— Il possède un pouvoir calmant que l'on ressent dès les premières secondes de pratique.

— Il augmente la dépression intrapulmonaire et favorise ainsi de meilleurs échanges au niveau des alvéoles.

9. La relaxation

Nombreux sont ceux pour qui yoga est synonyme de « détente ». Détente physique, détente nerveuse, détente mentale ; tels sont les souhaits de ceux qui viennent à cette discipline. Devons-nous dissocier le corps de l'esprit ? Corps et mental ne sont-ils pas inexorablement liés ? N'est-ce pas une erreur d'agir sur l'un et de négliger l'autre ? Si nous voulons nous retrouver intérieurement, **il est important de réunifier nos différentes composantes.** Refuser son corps c'est créer une tension qui s'incruste d'autant plus profondément que ce refus est grand.

Le XXe siècle a d'ailleurs redécouvert cette interaction entre le corps et l'esprit. Le facteur psychologique a une grande importance lors d'un traitement thérapeutique, et *vice versa* : si vous avez un problème nerveux, si vous êtes dépressif, il est nécessaire de retrouver, grâce à une discipline également physique, une bonne tonicité.

Au sein des méthodes yogiques, la relaxation (ou *Yoga-Nidra*) est primordiale. Nous ne sommes jamais assez relaxé, et c'est pour cela que l'on insiste sur la détente. Même lors d'une posture de yoga, vous devez rechercher la détente, ne serait-ce que dans les parties du corps non sollicitées (songez au visage). Ne confondons pas pour autant détente et mollesse. La relaxation permet de dissoudre nos tensions et évite ainsi ce gaspillage permanent d'énergie. Elle est un merveilleux défatiguant. Selon sa durée, elle peut équivaloir jusqu'à une ou deux heures de sommeil. Elle régénère l'organisme épuisé.

Ses buts immédiats sont : **la détente** des muscles, des articulations, du système nerveux, du cerveau et **la disparition** de la fatigue, des tensions nerveuses. Ses buts à moyen ou long terme sont : épanouissement de l'être, équilibre psychosomatique, éveil spirituel (15).

La posture requise est *Shavasana* (position du *Cadavre*). Elle doit être conservée sans mouvements parasites. Cette immobilité est génératrice de calme et de silence. L'adepte porte son attention successivement à toutes les parties de son corps, essayant de sentir muscles et articulations. Il se met à l'écoute de son corps et de son souffle. Il peut ainsi déceler et dissoudre d'éventuelles contractures. Cette exploration est nécessaire. Avec la pratique, on obtient une détente de plus en plus profonde en un minimum de temps. Il devient alors possible d'observer tranquillement les mouvements de la pensée. **La relaxation devient méditation.**

10. Concentration, attention et vigilance

Ce qui caractérise les enseignements orientaux, c'est la recherche d'un état d'attention qui exclue toute pensée. Le Bouddhisme (Inde), le Ch'an (Chine), le Zen (Japon) insistent sur cette notion de vigilance.

Nous avons fait remarquer un peu plus haut que la pensée est un outil remarquable. Sans elle, pas de techniques, pas d'inventions, mais surtout pas d'évolution. Bien contrôlée, elle peut faire des miracles (si elle est positive). Mais si, par contre, nous ne la maîtrisons pas, elle peut devenir dangereuse. Le dépressif et l'anxieux sont des personnes qui, ayant une activité mentale trop forte, imaginent les événements les plus négatifs. Ce mouvement incontrôlé de la pensée peut créer des désordres de plus en plus graves qui touchent le corps et le rendent plus fragile.

---

15. On pourra, à ce sujet, consulter utilement l'ouvrage de Marcel Rouet : *Relaxation psychosomatique* (Editions Dangles).

Il est alors nécessaire d'apprendre à **se concentrer.** C'est la première étape. Se concentrer, c'est focaliser son attention sur un point, sur un objet ou une partie du corps. Si, par exemple, vous effectuez une posture qui tonifie le bas du dos, vous devez vous concentrer sur cette partie du corps afin d'en accentuer les effets. La concentration permet également de diminuer le rythme effréné des pensées, donc de se recharger sur le plan énergétique, car chaque pensée survenant inopinément crée une perte d'énergie d'autant plus importante qu'elle se répète souvent. C'est pour cela que la concentration — et *a fortiori* la méditation — crée une sensation de force. Sensation de force doublée d'un sentiment de calme.

L'**attention** est la deuxième étape (16). Etre attentif, c'est être réceptif à toute sensation, à toute pensée. C'est être conscient de son corps, de sa respiration et de son mental sans opérer de choix. Lorsque l'attention devient globale, il y a **vigilance.** C'est la troisième étape. Cet état de vigilance est en fait la première manifestation de notre être profond. La vigilance devenant naturelle, nous touchons à la vraie méditation : quatrième étape (17). La méditation est le chemin qui mène à l'éveil du soi intérieur et qui provoque une ouverture totale sur les autres. **La méditation est amour.**

11. Effets du yoga

— Il apporte souplesse aux articulations et élasticité aux muscles ; ces derniers retrouvent une longueur normale. Souplesse est synonyme de jeunesse, ainsi les répercussions psychologiques

---

16. Voir l'ouvrage de V.-R. Dhiravamsa : *La Voie du non-attachement* (Editions Dangles - collection « Horizons spirituels »).

17. Voir l'ouvrage de Christmas Humphreys : *Concentration et Méditation* (Editions Dangles - collection « Horizons spirituels »).

sont-elles très positives. Se sentir lourd, pesant, bloqué, ou courbaturé après le moindre effort n'a jamais créé de sensations de joie et de bien-être. De plus, la souplesse articulaire favorise l'écoulement de l'énergie.

— Certaines postures doublées d'une respiration adéquate provoquent un véritable massage physiologique ; les intestins et le foie en sont les principaux bénéficiaires (exemple : la *demi-Torsion assise*). Après l'asana, un sang frais vient renouveler le sang veineux qui a été chassé. Ces viscères sont ainsi tonifiés dans leurs fonctions.

— Lors de postures renversées, comme la *Chandelle,* l'irrigation sanguine s'intensifie au niveau de la tête et du cou. Le cerveau, la peau, les glandes (thyroïdes, hypophyse...) se trouvent régénérés.

— La colonne vertébrale est, en Inde, considérée comme le centre du corps, l'arbre de vie. Certains courants d'énergie suivent son trajet. En acupuncture, un méridien la parcoure (le *Vaisseau gouverneur*) et un autre la suit en parallèle à 4 puis à 8 centimètres (*Méridien de la vessie*). Les yogis affirment qu'une force — la *Kundalini* — est située tout en bas de la colonne vertébrale (coccyx). Les postures, ainsi que d'autres techniques avancées, ont pour but de réveiller cette force pour la faire remonter jusqu'au sommet de la tête, afin d'éveiller tour à tour les sept grands centres d'énergie (chakras).

— De plus, la colonne vertébrale est l'enveloppe de la moelle épinière, d'où l'importance des postures qui la sollicitent. En effet, les maladies liées au système nerveux sont nombreuses : dépression, anxiété, nervosisme sont le lot de nombreux Occidentaux. Une mobilisation en douceur de cet axe et une respiration intelligente assurent un retour progressif à l'équilibre nerveux.

— Les glandes endocrines sont elles aussi stimulées : thyroïdes, parathyroïdes, pancréas, surrénales...

— Les respirations (surtout abdominale et complète) provoquent un massage des reins et accroissent ainsi la diurèse. Les *prânayamas* augmentent le potentiel énergétique. Certains oxygènent le cerveau, favorisant alors l'activité intellectuelle (clarté des idées) et la concentration. Les échanges pulmonaires sont stimulés, les cellules se voient alors mieux nourries (en O_2) et mieux lavées (de leur CO_2).

— A l'issue d'une séance de yoga, le calme est retrouvé, le corps relaxé, les troubles du sommeil disparaissent : l'équilibre psychosomatique est restauré.

12. Recommandations

Traditionnellement, le yoga se pratique le matin à jeun. C'est le moment idéal car l'estomac est vide, sinon il faut attendre de une à cinq heures après un repas selon son importance. Tôt le matin, le corps manque de souplesse ; c'est le seul inconvénient. Il est donc possible qu'au début de votre pratique, vous ayiez des difficultés dans certaines postures. Evitez alors les flexions en avant trop importantes. Pratiquez plutôt des postures debout, des étirements, des respirations. Le soir vers 18 heures est également un bon moment. Si vous prenez un dîner léger vers 18-19 heures, voire un peu plus tard, vous pouvez pratiquer avant de vous coucher ; dans ce cas, faites attention aux postures dynamisantes (*Chat, Sauterelle, Arc...*). Quant à la relaxation, vous pouvez l'introduire à n'importe quel moment de la journée. Elle est toujours bénéfique. Vous constaterez néanmoins qu'après un repas le mental est sous l'influence de la digestion, et que l'inattention apparaît plus aisément.

Reconnaissez peu à peu les postures qui vous font du bien le matin, celles qui chassent la fatigue le soir, etc.

Avant toute séance, videz vos intestins (si ceux-ci le veulent bien) et votre vessie. Après la séance, buvez un peu d'eau pure pour activer l'élimination des toxines que les postures et les respirations ont amorcée.

13. Les contre-indications

Il n'y a pas de contre-indications absolues. **Il faut avant tout observer les propres réactions de son organisme.** Lorsqu'une posture fait mal, elle est, soit mal exécutée, soit poussée trop loin. **La douceur est indispensable, la progression nécessaire.**

Les malades du cœur éviteront les rétentions de souffle. Les personnes atteintes de graves lésions de la colonne vertébrale se méfieront des postures qui font travailler celle-ci intensément. Et, en règle générale, ne jamais pratiquer durant la phase aiguë d'une maladie. S'il y a inflammation au niveau de la tête, abstenez-vous de prendre des poses inversées comme la *Chandelle* (sinusite, otite, conjonctivite...).

Tout est une question de bon sens. **Deux règles à retenir : rester à l'écoute de son corps, ne jamais le forcer à prendre des postures auxquelles il n'a pas été préparé.** La compétition — avec les autres ou avec soi-même — est absente du yoga. En forçant, vous inscrivez dans votre musculature de mini-cicatrices qui se réveilleront lors des exécutions suivantes. Aimer et respecter son corps n'est pas ici un acte égoïste, bien au contraire. Un développement physique et mental harmonieux ne peut que créer de meilleurs rapports avec l'entourage.

Notre enveloppe physique est trop souvent malmenée. Mal assis dans des fauteuils et des voitures non conçus pour lui, allongé dans des lits trop mous qui flattent une sensation émoussée, contraint à assimiler une nourriture raffinée, trop grasse et trop abondante, obligé de respirer un air vicié, le corps crie un jour son désaccord. Ce cri d'alarme c'est la maladie. Malheureusement, celle-ci n'est que trop souvent soignée en fonction des symptômes qui se manifestent. L'organisme se voit alors privé de la seule porte de sortie qui lui restait : l'élimination. Essayez de voir en vous les causes profondes de la maladie. Observez votre alimentation, votre façon de prendre un repas... Aimez votre corps ; il est votre maison. Si votre demeure est belle, une ambiance agréable s'en échappe, et l'on aime entrer dans une maison où l'on se sent bien. De la même façon, on aime la compagnie des personnes équilibrées.

Apportez à votre organisme l'antidote de la vie actuelle. Laissez-le revivre avec spontanéité, s'étirer avec joie. Laissez s'épanouir tous les bâillements qui s'amorcent. Provoquez-les si c'est nécessaire. Et songez à cette phrase : « *Le yoga est l'élimination de toutes les tensions physiques et mentales.* »

14. Quelques détails matériels

a) Le lieu

Il est souhaitable de s'isoler. La pratique du yoga — hormis la séance de yoga chez le professeur — ne s'accommode pas de la présence des autres. Le yoga n'est pas un sport mais une discipline de l'être tout entier (corps, souffle, cœur, esprit). La technique vue par un non-initié peut paraître étrange, et celui-ci risquerait de faire certaines remarques qui nuieraient à une bonne concentration.

Loin des bruits et loin de l'agitation, le calme intérieur naît plus aisément. N'attendons pas pour cela des conditions exceptionnelles de silence et de solitude pour commencer notre pratique, car le bruit est présent partout et nous n'y pouvons souvent pas grand-chose. Certains centres de yoga en Inde (*ashrams*) sont situés le long de rues très bruyantes et, peut-être le savez-vous, les fenêtres indiennes sont souvent dépourvues de vitres.

Si la pièce possède une moquette, c'est très bien. Mais préférez quand même un morceau de moquette que vous réserverez à cet usage (une couverture pliée en quatre fait très bien l'affaire). Ne pratiquez jamais sur un lit ou un matelas.

La pièce doit, si possible, être préalablement aérée pour renouveler l'oxygène.

Prévoyez cinquante centimètres devant, derrière et sur les côtés.

Chez vous, profitez d'un moment où vos enfants sont absents, où vous ne risquez pas d'être interrompu par une visite impromptue ; débranchez votre téléphone.

b) La tenue

Sobre. Un survêtement, un short ou un collant pour les femmes, à condition qu'ils ne serrent pas. Evitez tout ce qui serre et donc entrave la circulation du sang et de l'énergie. Pour cette même raison, quittez votre montre, voire vos lunettes (sauf pour certaines postures debout). Si vous portez un collant, choisissez-le sans pieds et prenez alors des chaussettes. L'hiver, prévoyez un pull.

c) Le moment

Dans les débuts si vous pouvez, choisissez le soir de préférence au matin où le corps est plus raide. Ne pratiquez pas pendant une digestion. Laissez après le repas de une à cinq heures, selon l'importance du repas. Le matin, au saut du lit, observez bien vos réactions et ne forcez jamais.

d) La durée

La longueur d'une séance est moins importante que l'attention avec laquelle vous la pratiquez. **Une seule posture prise lente-**

ment avec conscience et douceur est préférable à un enchaînement complet exécuté rapidement, le regard sur la montre. Ne réduisez pas le yoga à un assouplissement pur et simple. Cherchez plutôt en vous sa profonde raison d'être. L'enseignement du Bouddha repose sur la nécessité d'un juste milieu. L'acupuncture, tout comme le do-in, le shiatsu, la macrobiotique, insiste sur l'équilibre yin-yang. Lors de votre pratique, comme lors de votre vie quotidienne, tendez vers cette harmonie.

Si vous ne disposez pas d'assez de temps pour effectuer une séance entière, vous pouvez ne choisir que deux ou trois postures au sein de cette séance. Mais respectez l'ordre des postures ; ne prenez pas la pose n° 5 avant la n° 3 si vous devez prendre cette dernière. Quand vous n'avez que cinq minutes devant vous, n'effectuez qu'un *asana* qui doit alors être précédé et suivi du *Diamant* et de la *Dévotion* ou du *Cadavre.* Vous pouvez sélectionner les postures d'une séance en fonction de l'état physique ou mental que vous désirez obtenir. Les respirations complètes, rythmées, le *Diamant,* la *Dévotion,* le *Cadavre*... ont un effet apaisant. Le *Chat,* les postures sur le ventre, les torsions... apportent plus de tonicité, plus de stimulation. Mais, bien souvent détente et tonicité, calme et dynamisme, sont procurés par une même séance, voire une même posture.

Cela explique le pouvoir équilibrant du yoga.

e) L'ordre des postures

Pour le débutant, l'ordre et l'enchaînement des postures sont primordiaux. La séance doit créer une sensation d'harmonie et, comme nous venons de le dire, d'équilibre. Pour cela, il faut éviter de passer trop fréquemment ou trop brutalement d'une posture debout à une posture allongée, d'une posture assise à une posture sur le ventre, etc.

Si la séance inclut une posture debout, celle-ci est placée en première partie. Puis viennent les postures assises suivies des postures à plat dos et à plat ventre. Enfin, avant la relaxation, on peut introduire une posture assise (ou à genoux) ou une méditation.

Pour cette initiation, presque toutes les séances débutent soit par l'enchaînement *Diamant-Dévotion,* soit par une relaxation, soit par des respirations. Cela a pour but :

1) de détendre le système musculaire et nerveux ;

2) de favoriser le calme mental ;

3) de retrouver un rythme respiratoire tranquille et régulier, bref, de créer des conditions favorables au déroulement des *asanas.*

Au bout d'un certain nombre d'heures de pratique, on peut indifféremment placer une posture debout au milieu ou à la fin d'une séance sans que cela ne nuise en rien à la concentration ou au sentiment de calme déjà acquis. Par contre, chez un débutant, ces changements risquent de provoquer un sentiment de dispersion ou une sensation de déséquilibre.

f) La fréquence

L'idéal est d'avoir une pratique quotidienne (même si elle est de courte durée) afin d'établir une continuité et de ressentir les bienfaits plus rapidement et plus en profondeur. Si c'est impossible, respectez le facteur rythme ; par exemple, vous n'avez la possibilité de pratiquer que le mercredi à 19 heures, eh bien ! efforcez-vous d'être sur le tapis tous les mercredis à cette même heure. Mais, au-delà du rythme d'une séance par semaine, le yoga ne vous apportera que des effets immédiats certes fort appréciables, mais ne créera pas en vous de changements durables et solides. Il vous fera néanmoins entrevoir des possibilités de transformation qui vous inciteront à une pratique plus régulière et plus intense. Une fois la respiration complète et rythmée maîtrisée, vous aurez fait un grand pas, et à n'importe quel moment de votre vie vous disposerez en vous de ce moyen unique de contrôle de soi et des émotions.

Il faut certes un peu de volonté lors de l'apprentissage, mais bien vite — les résultats venant — la nécessité d'une telle pratique se fait sentir impérieusement.

15. Comment utiliser ce livre

La façon d'aborder la séance est très importante. Pour vos débuts, vous devez conserver ce livre avec vous. Il vous faut donc adapter votre pratique en fonction de cet outil.

Il est d'abord nécessaire d'avoir lu tout ce qui précède la série préliminaire. Si vous avancez à pas lents, la compréhension de cette discipline n'en sera que plus profonde.

Arrivé à la première séance, vous devez obligatoirement vous isoler. Si une personne reste dans la pièce, elle ne manquera pas de faire des remarques, ou tout du moins elle vous gênera par ses déplacements. Pour plus de confort, prévoyez un bout de moquette ou une couverture.

Asseyez-vous en tailleur (n'oubliez pas de changer de temps à autre le croisement de vos jambes). Redressez votre dos pour que les énergies prânique et nerveuse circulent mieux. Lisez alors attentivement les descriptions relatives à la première posture. Retenez notamment les moments où vous devez inspirer ou expirer. Posez ensuite votre livre et, avec lenteur et conscience, effectuez la posture.

Vous aurez peut-être oublié un détail dans l'enchaînement, mais ne reprenez pas le livre. Les premières postures de ce livre ne comportant aucun danger, vous n'avez aucun risque de vous faire mal. Découvrez le mouvement plus avec votre corps qu'avec votre tête. Ne retrouvez le livre que lorsque vous avez oublié un passage important. Surtout, prenez votre temps. Peu importe que vous finissiez ou non la séance. **Efforcez-vous plutôt de vivre le moment présent.** Une seule posture exécutée consciemment avec tout votre être est plus bénéfique qu'une série entière réalisée rapidement, le regard sur la montre.

Quand la première posture est terminée, lisez les explications relatives à la seconde. Si par exemple vous étiez allongé, asseyez-vous doucement pour reprendre le livre. Lisez doucement, avec attention. Le fait même de lire et de relire fait partie de la séance de yoga.

S'il vous semble qu'une posture a été mal prise, effectuez-la une seconde voire une troisième fois. Acceptez vos erreurs, vos difficultés, vous n'avancerez que plus vite. Si vous n'avez pas le temps de finir la séance, mettez-vous quelque temps en posture de relaxation (le *Cadavre*), ou en *Dévotion* (posture qui doit être précédée et suivie du *Diamant*).

Maîtrisez bien la première séance avant d'entamer la suivante. Cela peut prendre une semaine si vous pratiquez tous les jours, ou un mois si vous pratiquez à raison d'une fois par semaine.

Série préliminaire

Cette série est en fait une **longue relaxation.** Il est donc plus judicieux de la pratiquer le soir. Les personnes nerveuses ou tendues peuvent, par contre, l'aborder le matin ou l'après-midi. Elle privilégie la détente, la respiration rythmée et la concentration.

Recherchez avant tout les sensations : contact du sol, contact des vêtements, forme des membres, du tronc, présence des muscles, des articulations, passage de l'air dans les voies respiratoires. **Sentir est une des expériences les plus importantes à réaliser lorsque l'on est nerveux, angoissé ou que le flot des pensées est intense.** Le « sentir » déconnecte le mental et le met ainsi au repos.

Soyez « dans » vos gestes, « dans » votre corps, « dans » votre souffle. Ramenez constamment — mais doucement — votre attention sur un point ou une sensation précise. Ainsi peut naître le calme mental.

1. Le déroulement au sol de la colonne vertébrale

Présentation : il y a différentes façons de s'allonger sur le dos. Le déroulement de la colonne vertébrale nécessite toute votre attention car, bien exécuté, il constitue un excellent exercice pour vos vertèbres, surtout les lombaires.

1

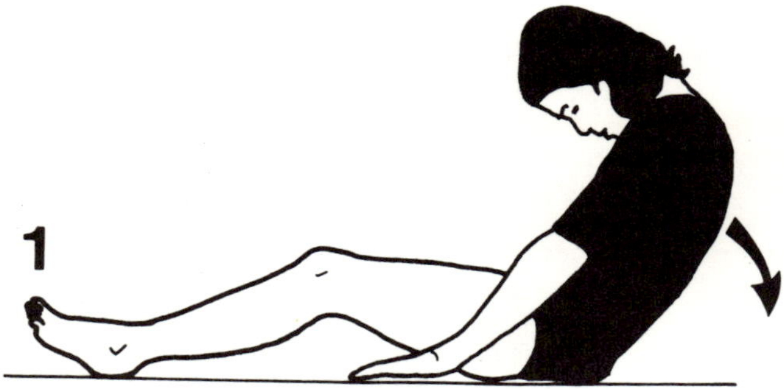

2

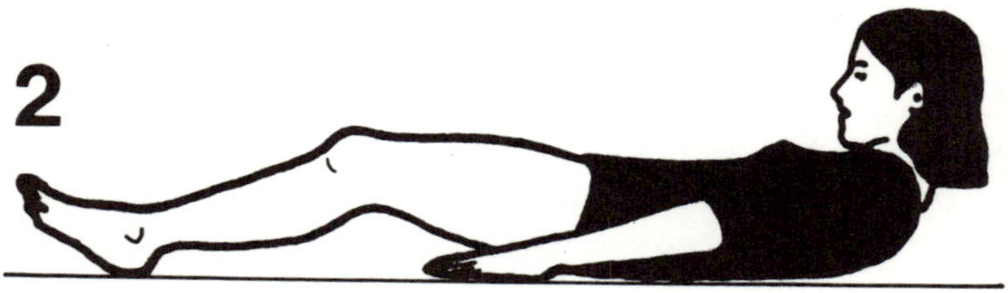

Effets : l'égrenage des vertèbres dégage merveilleusement les filets nerveux venant des trous de conjugaison. Ce travail est donc excellent autant pour le dos que pour le système nerveux. Il amène une bonne conscience des différentes courbures de la colonne vertébrale et corrige celles qui sont trop accentuées. Il est donc à conseiller à tous ceux ayant un dos et une colonne vertébrale raides.

La musculature abdominale est tonifiée et fortifiée.

Difficultés : pour obtenir un déroulement progressif et sans saccades (surtout au niveau des « reins »), il est nécessaire d'arrondir le dos et d'appuyer le menton contre le haut du thorax.

Un déroulement trop rapide est souvent dû à des reins cambrés et à une sangle abdominale faible.

Erreurs : lever la tête (le menton) ; garder le dos plat.

Concentration : sur la colonne vertébrale, depuis les lombaires jusqu'aux cervicales.

Description technique

Préparation : assis, jambes allongées ; repliez les genoux, les pieds se trouvant alors à mi-course des fesses. Les bras sont légèrement tendus en avant, paumes des mains au sol.

Arrondissez le dos, menton rentré. Regroupez-vous autour de votre abdomen.

Prise de posture : inspirez lentement.

Sur l'expir, descendez vers l'arrière. Le haut des fesses va toucher le sol, puis les lombaires, les dorsales et en dernier les cervicales puis la tête. Jusqu'au dernier moment, conservez le menton bien rentré.

2. La posture de relaxation : le Cadavre

Présentation : cette posture, au nom un peu morbide, est fondamentale en yoga.

Après le déroulement de la colonne vertébrale, les jambes se sont dépliées et vous vous êtes retrouvé sur le dos, tête et talons au sol.

Simple en apparence, cette posture réclame beaucoup d'attention pour être réalisée correctement. Elle ponctue une séance de yoga (dans sa première partie) et la termine.

Il faut d'abord relâcher tous les muscles, tous les ligaments... puis prendre conscience des sensations qui proviennent du corps. En fait, ces deux notions sont conjointes. Après chaque posture sur le dos, on retrouve cette position du *Cadavre* qui permet :

— aux muscles de se détendre ;

— au souffle de retrouver un rythme calme ;
— à l'énergie de s'écouler dans tout l'organisme.
Ainsi, la pose suivante peut-elle être abordée sans problème.

Effets : au cours d'une séance, elle procure un calme qui permet d'apprécier la posture précédente. En fin de séance, elle calme le système nerveux, détend le mental, amène un sentiment profond de bien-être général. Elle est excellente pour le cœur.

Elle est le silence qui suit le chant de l'oiseau.

Difficultés : une mauvaise position des bras, des jambes, du bassin ou de la nuque amène rapidement une gêne, ce qui incite à bouger, donc à aller à l'encontre de l'effet désiré. Il est donc très important, dès le départ, de bien placer les membres et la colonne vertébrale.

Ensuite, le désir est grand chez certains de remuer, de se gratter... Certains tempéraments répugnent au début à rester ainsi immobiles plus de 5 à 10 minutes. Pourtant, cet exercice leur sera profitable s'ils se donnent la peine de le vivre sincèrement.

Enfin, et cela est valable pour toute la discipline yogique, acceptez les difficultés quelles qu'elles puissent être. L'acceptation est nécessaire, sinon il y a refus, donc tension mentale. L'acceptation est ici acte d'amour, acte de conscience.

Concentration : sur chaque partie du corps à détendre, puis sur le corps tout entier ou sur le souffle.

Description technique

Préparation : à plat dos, les bras ne sont pas le long du corps, sauf si l'adepte a du mal à tourner les paumes des mains vers le ciel. Sinon, les écarter un peu et « ouvrir » les épaules pour que les mains s'orientent paumes vers le haut ou, à défaut, vers les hanches. Les pieds sont plus ou moins à l'écartement des épaules. Les orteils « tombent » vers l'extérieur.

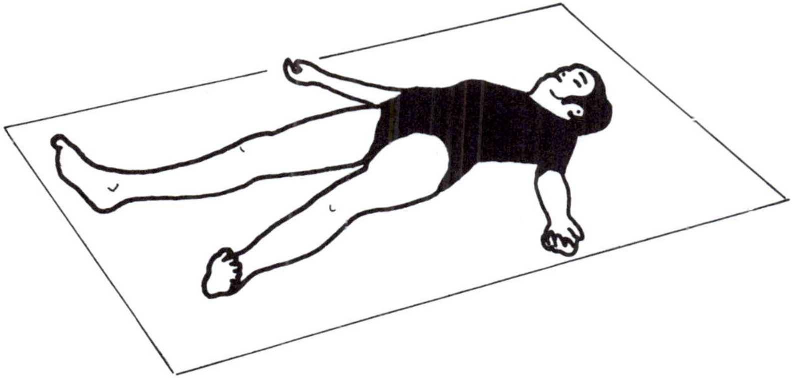

Le menton est rentré, afin que la nuque se rapproche du sol, mais n'exagérez pas cette correction de la nuque, sinon il y a tension musculaire.

Les paupières se ferment doucement. Elles se posent sur les yeux. Ici, conservez la posture 2 à 5 minutes en relâchant les muscles qui vous semblent contractés. Laissez le souffle se régulariser. Restez conscient.

Puis, concentrez-vous plus intensément au niveau des narines afin d'y sentir le passage de l'air.

3. Les 4 respirations fondamentales

Le souffle règle notre vie depuis la naissance jusqu'à la mort. Entre le premier cri du bébé et le dernier souffle du vieillard, des quantités considérables d'oxygène ont été assimilées. En litres d'air, le total est phénoménal. C'est un travail formidable que nous ne pouvons qu'admirer. Si l'on peut rester plusieurs semaines (voire plusieurs mois) sans manger et une dizaine de jours sans boire, nous ne pouvons nous passer d'air que durant quelques minutes. Il est l'indispensable élément de notre vie.

En Inde, une légende affirme qu'à la naissance il est attribué à chacun de nous un certain nombre de respirations. En respirant vite, on écourte la vie. En contrôlant le souffle, la jeunesse se prolonge et l'échéance de la mort recule.

Une respiration superficielle, rapide et surtout mal rythmée, est un facteur de désordre mental et organique. Elle engendre des phénomènes dépressifs. Elle crée un état de fatigue et, très vite, le psychisme de la personne s'en ressent. Perturbé, celui-ci va créer des tensions physiques qui, à leur tour, vont influencer négativement la respiration.

A l'inverse, une respiration profonde, complète, lente et rythmée corrige de nombreux déséquilibres. Elle favorise les échanges chimiques, calme le mental et le système nerveux. Les toxines sont mieux éliminées. L'organisme absorbe plus d'oxygène et rejette plus de CO_2.

Pratiquée régulièrement, elle renforce les défenses de notre corps et lui donne une plus grande résistance aux maladies. Elle masse en douceur toute la zone du plexus solaire et crée, dans l'être tout entier, un sentiment profond de calme et de bien-être.

La vraie respiration est avant tout régénératrice.

a) La respiration abdominale

Effets bénéfiques

Elle est parfois appelée *Respiration diaphragmatique*. En effet, le diaphragme est le muscle respiratoire le plus important. Il est nécessaire de le rééduquer car sa mobilisation apporte de nombreux bienfaits.

A l'inspiration, il descend ; à l'expiration, il remonte. Ce mouvement fait simultanément monter et descendre les reins (surtout le gauche). Il tonifie donc la fonction rénale. Le docteur Lefébure a noté un accroissement de la diurèse pouvant aller du double au quintuple. Il masse les viscères (intestins, foie...) avec appel de sang veineux et apport de sang frais. Pratiquée consciencieusement dans certaines postures, cette respiration diminue la constipation. Les résultats sont bien meilleurs si la sangle abdominale est contrôlée (contraction, entre autres, des grands droits).

Elle est anti-stress. La respiration des angoissés est souvent haute et superficielle. Ainsi, le plexus solaire n'est plus massé et la respiration ne peut être profonde ; de plus, les Japonais placent le centre de gravité à quelques centimètres sous le nombril ; ils l'appellent le **hara.** La vie des moines zen, mais aussi celle de nombreux Japonais, est dirigée vers ce hara. D'après eux, sans une connaissance profonde de ce centre, la vie est déséquilibre. Or, la respiration abdominale touche ce point et le « réveille ». Comme il est un des centres vitaux de l'homme, il est primordial de le stimuler, de le « conscientiser ». Il se situe d'ailleurs à la même hauteur qu'un centre d'énergie très important en yoga et qu'un point d'acupuncture baptisé « *Elixir de longue vie* ».

Il y a sept centres d'énergie très importants (*chakras*). Ils correspondent chez différents individus à autant de « nœuds » d'angoisse. Il en existe un situé au niveau de la gorge. Chez certaines personnes, l'angoisse se place à cette hauteur et provoque une sensation de gorge nouée. Chez d'autres, cette tension se place au niveau du plexus solaire. Les postures et les respirations ont pour but de dénouer ces régions, puis de les éveiller.

Difficultés

Le diaphragme est le muscle respiratoire le plus important. Pourtant, de nombreuses personnes ne le perçoivent pas ou, plus exactement, elles ne savent plus le mobiliser ayant pris la mauvaise habitude de respirer uniquement avec le thorax. La seconde difficulté, c'est le contrôle abdominal. Lorsque vous abordez pour la première fois la respiration abdominale, le contrôle des muscles doit être laissé de côté. Mais, dès que vous aurez retrouvé cette respiration naturelle, il deviendra nécessaire (surtout pour les respirations ou *prânayamas pratiqués assis*) de contracter légèrement les muscles abdominaux. Cela permet de maintenir les viscères en place, de les dégorger de leur sang veineux, bref de stimuler toutes les fonctions organiques.

Cette contraction, à laquelle il faut s'entraîner, doit avoir lieu durant l'inspir, l'expir et les rétentions.

Concentration : sur le passage de l'air dans les narines ou dans la gorge, ou mieux sur la région abdominale. Conscience du rythme.

b) La respiration thoracique

Effets bénéfiques : elle soulage le cœur et opère une intensification de la circulation sanguine.

La localisation exacte de cette respiration ne présente généralement aucune difficulté.

Concentration : sur l'écartement des côtes à l'inspir et leur resserrement à l'expir. Sentir l'expansion de la cage thoracique au niveau des flancs.

c) La respiration claviculaire

Effets bénéfiques : elle permet d'éviter des maladies qui se déclarent dans la partie haute des poumons, lorsque celle-ci est mal ventilée (exemple : tuberculose), les échanges d'oxygène étant moins actifs dans cette zone.

Pour bien réaliser cette troisième phase, il est nécessaire de mobiliser certains muscles rattachés à la partie haute du thorax.

Concentration : sur l'élévation des clavicules.

d) La respiration complète

Effets bénéfiques : elle cumule les effets des trois respirations précédentes puisqu'elle les réunit. Les poumons reçoivent une quantité d'oxygène plus grande et évacuent mieux leur gaz carbonique. Il y a donc dynamisation et régénération.

Elle procure un sentiment de calme et de bien-être, surtout si elle est pratiquée sans à-coup et de façon rythmée. Ce renouvellement complet de l'air équivaut à un nettoyage des cellules.

Elle est à conseiller à tous ceux qui veulent obtenir une meilleure résistance aux maladies, surtout celles d'origine infectieuse.

Elle doit être pratiquée après les postures de yoga, car il y a alors massage en profondeur de tous les viscères et massage et relâchement des muscles du dos. Ces massages étirent les muscles et préparent ainsi la posture suivante.

Pratiquez-la régulièrement en respectant ces indications : aisance, calme, lenteur, rythme, profondeur, équilibre inspir/expir, régularité et conscience.

Difficultés : celles-ci subsistent tant que les trois premières respirations ne sont pas maîtrisées. La contraction des muscles abdominaux n'est pas nécessaire en position à plat dos, mais elle est néanmoins conseillée car elle constitue un bon entraînement.

Concentration : sur le mouvement de « vague » qui, à l'inspir comme à l'expir, part du ventre pour finir doucement (pour mourir) aux clavicules. Sur le sentiment de calme et de détente ou de force et d'énergie selon l'effet désiré.

*
* *

4. La pratique de la respiration profonde

a) La respiration abdominale (1re phase de la respiration complète) :

Pour comprendre — et réussir ! — cette respiration, il faut connaître l'existence de ce muscle respiratoire primordial qu'est le diaphragme. Il sépare les poumons de la cavité abdominale. Il est rattaché aux côtes, à certaines vertèbres lombaires et au sternum.

A l'inspiration, l'air « descend » dans la partie basse des poumons, grâce à l'abaissement du diaphragme. Ce dernier refoule alors les viscères abdominaux et, le ventre, par réaction, se soulève un peu (surtout au-dessus du nombril). Ne pas chercher à remplir toute la cage thoracique ; le thorax ne doit pas se soulever ou s'écarter sauf au niveau des basses côtes.

A l'expiration, relâcher doucement les muscles, puis contracter un peu les grands droits et les obliques (muscles abdominaux), afin de finir l'expiration, et vider ainsi les poumons de l'air résiduel et vicié. L'inspiration suivante sera alors d'autant plus profonde.

Faire ainsi 6 respirations en égalisant la durée de l'inspir et de l'expir, au besoin en comptant mentalement.

Ne prenez pas l'air avec volontarisme, ne le rejetez pas avec force ; au contraire, laissez-le entrer (et sortir) doucement dans les ailes du nez et resserrez un peu la gorge pour réduire son débit. Nous avons vu précédemment comment ralentir le souffle grâce à une technique nommée **ujjayi.**

Voici comment faciliter la prise de conscience de cette respiration : à plat dos, repliez les genoux et venez poser les pieds à plat au sol à 5 ou 10 cm des fesses, écartés de la largeur de votre bassin osseux. Les « reins » sont ainsi plaqués au sol. Posez les mains sur le ventre, paumes contre l'abdomen, sans les superposer. Prati-

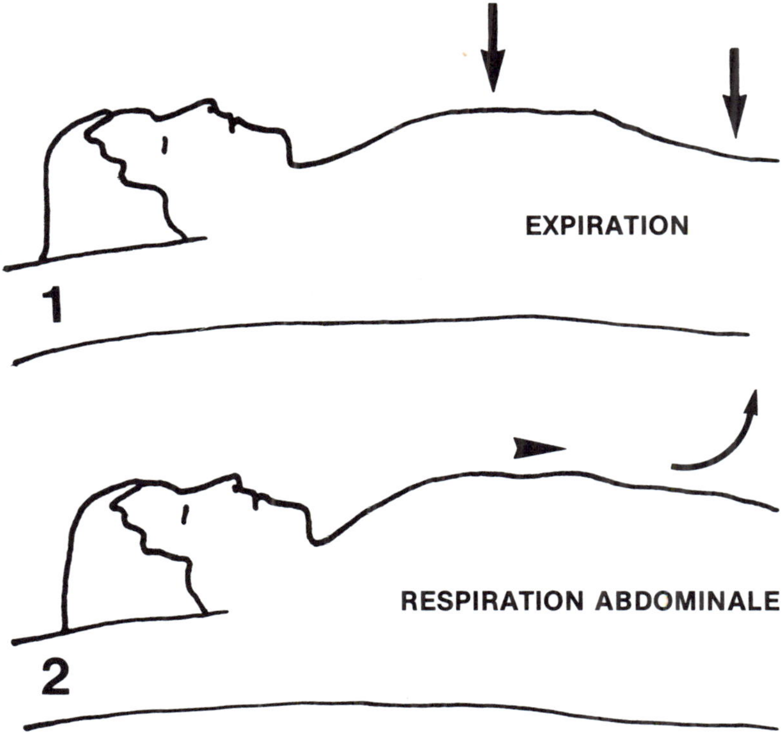

quez alors la respiration abdominale et soyez conscient du mouvement de va-et-vient des mains. Eventuellement, placez une main sur le thorax, afin de sentir l'immobilité de celui-ci.

b) La respiration thoracique (2e phase de la respiration complète) :

Elle mobilise le thorax, l'air emplissant la partie moyenne des poumons.

Placez une main sur l'abdomen, l'autre sur le thorax. En inspirant, concentrez-vous sur le thorax que vous essayez d'*ouvrir*. Vous sentez les côtes qui se soulèvent et les flancs qui s'écartent.

Après un arrêt poumons pleins (1 ou 2 secondes), expirez lentement ; le thorax s'affaisse, les flancs se rapprochent, les côtes se resserrent, puis contractez suffisamment les muscles intercostaux pour vider les poumons. Effectuez 6 respirations.

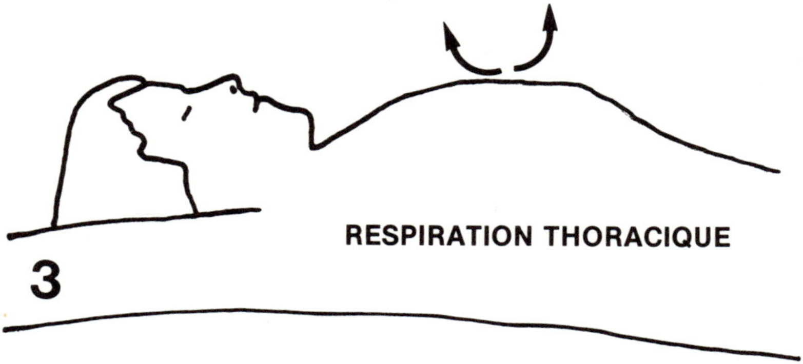

Pour une meilleure conscience de cette respiration, allongez les jambes, écartez les bras (perpendiculaires au tronc), paumes vers le haut. Le thorax est alors parfaitement libre.

c) La respiration claviculaire (3ᵉ phase de la respiration complète) :

Posez les mains sur le haut du thorax, là où sont situées les clavicules, ou bien placez-les entrelacées sous la nuque, épaules relaxées.

En inspirant, aspirez l'air en direction de la tête, comme si vous vouliez faire monter l'air dans la gorge. Pour cela, le ventre se creuse et le diaphragme remonte. Sentez les clavicules qui montent vers le cou.

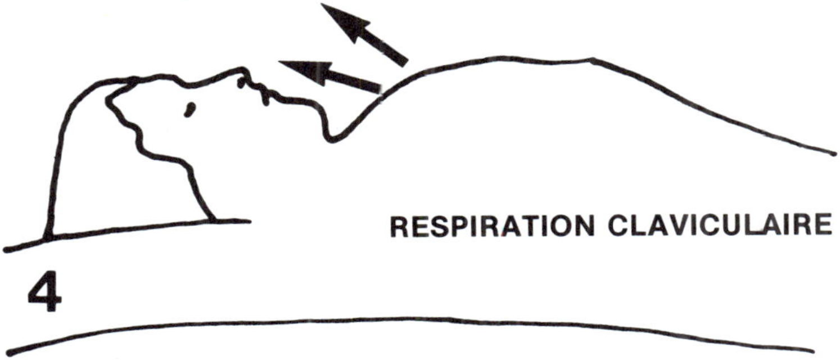

A l'expiration, relâchez doucement.
A répéter 6 fois.

5. La respiration complète

Elle est la réunion des respirations abdominale, thoracique et claviculaire.

Posez une main sur l'abdomen, l'autre sur une clavicule (droite ou gauche), les épaules restant relaxées. Expirez lentement. En inspirant, faites descendre l'air comme pour la respiration abdominale puis, lorsque le bas des poumons est plein, ouvrez les côtes (celles du bas) et les flancs. Peu à peu, l'abdomen qui s'était gonflé s'aplatit puis se creuse lorsque vous amenez l'air dans le haut des poumons (phase claviculaire). Restez ainsi les poumons pleins, la gorge fermée 1 ou 2 secondes.

Expirez longuement en contractant un peu les muscles abdominaux, puis en affaissant le thorax et les clavicules.

Cette respiration ressemble à une vague. Les mains permettent de mieux sentir ce mouvement.

Six respirations.

6. L'étirement

Après une détente assez longue, il est nécessaire de « réveiller » muscles et articulations par quelques étirements. Tout au long de ces séances, vous comprendrez l'importance de l'étirement en yoga.

Sachez qu'un muscle, lorsqu'il s'étire, perd son sang veineux. Relâché, il retrouve un sang artériel neuf.

Un étirement bien fait a une action positive sur la colonne vertébrale donc sur le système nerveux. Aimez ces étirements. Surtout pratiquez-les dès que c'est possible, afin de retrouver bien-être et dynamisme.

Concentration : sur les muscles étirés et sur la colonne vertébrale.

Erreurs : pointer les orteils au lieu des talons ; creuser les « reins » ou la nuque au lieu de les rapprocher du sol.

Description technique

Allongé sur le dos, les bras le long du buste sur le sol. Sur une inspiration, vous les levez pour venir les porter derrière la tête, parallèles entre eux ; les jambes sont en contact.

Concentrez votre attention sur la partie droite du corps. Sur une autre inspiration, étirez-vous depuis les doigts de la main droite jusqu'au talon droit. Poussez les doigts vers l'arrière, le talon vers l'avant ; le menton est rentré, le ventre creusé.

Restez ainsi poumons pleins de 3 à 6 secondes environ, puis expirez tout en relâchant les muscles qui viennent d'être sollicités.

Recommencez une seconde fois avec le même côté si vous le désirez, puis étirez la partie gauche.

Enfin, étirez-vous complètement des dix doigts jusqu'aux

deux talons avec la même pause poumons pleins. Reprenez une seconde fois.

N.B. : recherchez une ligne droite depuis les lombaires jusqu'à la nuque.

7. Le Crocodile en statique (Makarasana)

Les postures du *Crocodile* sont nombreuses et diverses. Elles sont très bénéfiques pour notre **colonne vertébrale,** donc pour notre système nerveux. Les yogis la comparent au mont Meru, montagne indienne qui, d'après eux, est le centre du monde. Elle est pour nous la base de notre vie d'Homme, le point de départ de notre vitalité et de notre évolution. Les ostéopathes et chiropracteurs ont redécouvert son importance et pensent même que toute affection a son origine dans un problème vertébral ; sans aller jusque-là, elle doit néanmoins être mobilisée pour plusieurs raisons :

— elle contient la moelle épinière ;

— elle est parcourue par un méridien d'acupuncture et est doublement bordée par un second ;

— elle est longée par d'autres courants d'énergie très importants pour notre évolution spirituelle.

Ainsi, le yoga est-il basé physiquement sur la colonne vertébrale. Il la sollicite par torsions, flexions avant et arrière, mouvements latéraux... et la combinaison de ceux-ci d'où des effets — en apparence antagonistes — de détente et de stimulation, que l'on retrouve à la base de toute séance de yoga. Ces *Crocodiles* sont, pour le fatigué, le surmené, ou le nerveux, un bain de jouvence.

Concentration : sur la colonne vertébrale ou simplement sur le dos.

Difficultés : elles sont presque nulles, mais les personnes trop cambrées ressentiront peut-être quelques tiraillements au niveau des lombaires. Dans ce cas, ne pas forcer.

Erreurs : soulever les pieds du sol avant d'effectuer la torsion, ne pas garder les talons superposés, ne pas tourner la tête dans le sens opposé à la torsion.

Description technique

Préparation : allongé sur le dos, écartez moyennement vos bras (une ouverture de 45° environ). La paume des mains est au sol, les jambes sont jointes.

Prenez conscience de cette position.

Prise de posture : inspirez lentement. Retenez l'air 1 ou 2 secondes si possible. En profitant de l'expiration, repliez les genoux, venez poser les pieds au sol à quelques centimètres des fesses. Les pieds et les genoux restent joints. Les reins sont au sol. Inspirez de nouveau, puis une pause poumons pleins. A l'expiration, basculez *doucement* les genoux sur la droite ; la plante des pieds se décolle automatiquement du sol. Les genoux vont s'en

1

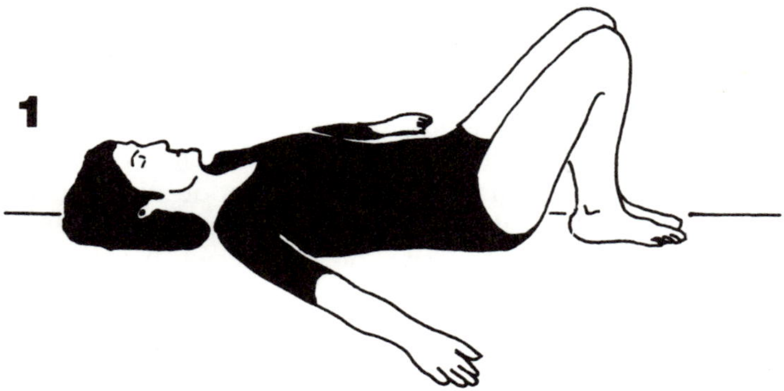

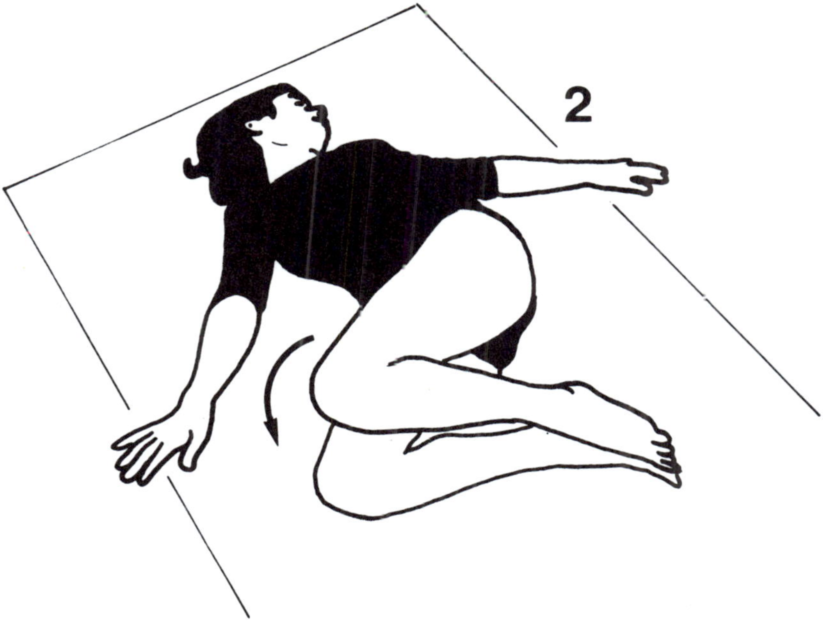

rapprocher, voire s'y poser. Tournez la tête à gauche, tout en effectuant cette torsion des jambes.

Pour l'instant, laissez agir le poids des jambes. Ne forcez pas. Respirez lentement et profondément 6 fois. Le dos se relaxant, les genoux finiront peu à peu, au fur et à mesure de votre pratique, par toucher le tapis.

Détendez bien l'épaule gauche. Conservez les talons superposés : ici le gauche sur le droit.

Puis, revenez en remontant les genoux sur une inspiration et en ramenant la tête. Faites une inspiration profonde, avant de prendre la posture de l'autre côté.

Après avoir fait les deux côtés et remonté les genoux, allongez les jambes, puis détendez-vous après une grande inspiration.

8. Le Cercle sur le dos

Cette posture, simple en apparence, demande au débutant beaucoup d'attention. Il s'agit ici d'unifier le mouvement de vos bras à celui de votre souffle. Lorsque cette synchronisation est parfaite, l'adepte ressent un profond sentiment de calme et de paix.

Effets : l'apaisement qui résulte de cet exercice vient de l'union entre le corps et le souffle, réalisée grâce à la concentration. Il y a conjointement une revitalisation générale qui n'est pas excitation, mais réveil des forces potentielles.

Cet exercice permet aussi de parfaire la respiration complète. Il s'agit ici de perfectionner cet enchaînement, et ce n'est donc réalisable qu'après un certain temps de pratique. Lorsque vous soulevez les bras du sol, la respiration est abdominale. Lorsque les bras se rapprochent de la verticale, elle devient thoracique puis, lorsque ceux-ci descendent vers l'arrière, elle devient claviculaire.

La respiration en *ujjayi* est ici nécessaire ; elle permet de ralentir le souffle et de le rendre plus conscient.

Concentration : sur la synchronisation bras-souffle, pendant les phases dynamiques. Sur l'étirement du corps et la sensation d'ouverture durant la phase statique (poumons pleins).

Erreurs : cambrer, ne pas creuser le ventre dans la phase statique et soulever le menton sont les plus courantes.

Description technique

Préparation : sur le dos, jambes allongées et jointes. Les bras le long du corps, paumes des mains au sol. Expirez.

Prise de posture : sur l'inspir, levez les bras afin de les allonger *lentement* derrière la tête, en les conservant légèrement étirés

1

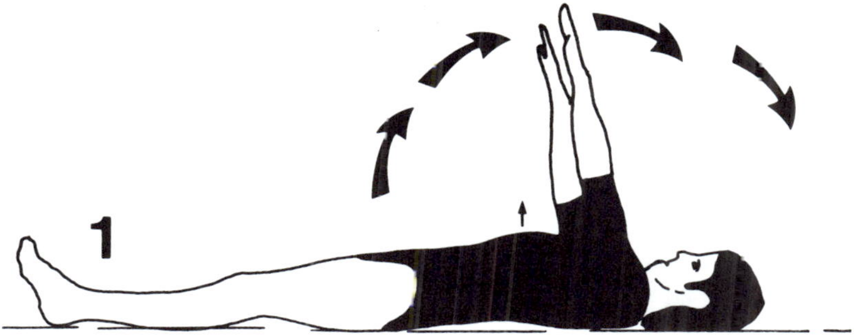

2

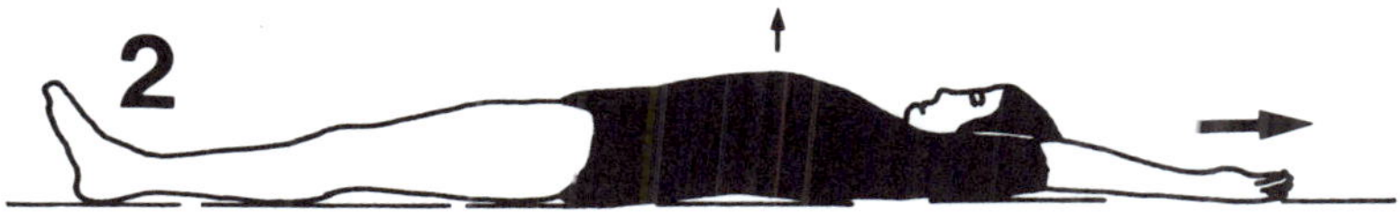

3

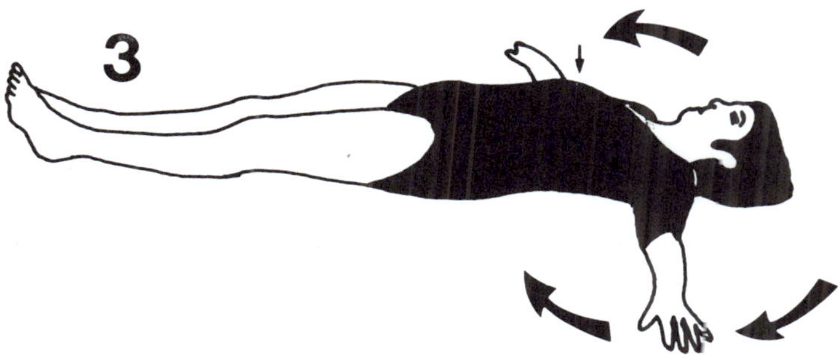

depuis les épaules jusqu'aux doigts. L'inspir doit se terminer lorsque le dos des mains touche le sol.

Restez ainsi poumons pleins (2 à 7 secondes environ). Expirez en laissant les bras redescendre *sur les côtés,* donc sur le sol et non pas par le haut comme à l'inspir (il est néanmoins possible de les ramener par le haut si vous n'avez pas assez de place à droite et à gauche).

L'expir doit se terminer lorsque les mains retrouvent le contact avec les hanches.

Si vous vous sentez un peu essoufflé, faites une respiration profonde avant de reprendre cet exercice. En tout, 3 à 6 enchaînements avec la même conscience et la même lenteur.

Si vous le pouvez, enchaînez les exercices, mais sans que naissent vitesse, précipitation ou essoufflement.

Lorsque vous avez terminé, relaxez les bras, les épaules, les hanches et respirez 2 ou 3 fois librement.

9. Le Diamant et la Dévotion

Le *Diamant* est une posture de méditation. Pour le débutant elle est parfois inconfortable, mais ici, elle ne va pas être conservée longtemps. Toutefois, s'il y a douleurs dès les premières secondes, ne pas hésiter à rouler une couverture sous les fesses, entre les talons, afin d'alléger le poids du corps.

La *Dévotion* (ou *Feuille pliée*) est une posture de détente et de recueillement, de calme et de concentration. Elle apporte calme et détente physique et nerveuse. L'observation tranquille du souffle a un effet apaisant immédiat. La musculature du dos est massée en douceur et relaxée. L'esprit se trouve « recentré », unifié.

N.B. : le *Diamant,* pris après un repas, facilite la digestion.

Difficultés : les personnes ayant de l'embonpoint devront peut-être écarter les genoux plus que la normale, afin de faciliter la respiration.

Concentration : sur le souffle, sur le massage du dos ou sur le bien-être général.

Description technique

Après le cercle sur le dos, vous avez retrouvé quelques instants de détente. Venez maintenant poser la paume des mains sur les cuisses. Inspirez profondément. En expirant, soulevez la tête, les épaules et le dos, en essayant de décambrer le dos durant ce mouvement. Si vous avez des difficultés à vous asseoir, prenez légèrement appui sur vos coudes.

Une fois le buste redressé, asseyez-vous sur les talons, les orteils allongés. Les deux gros orteils sont en contact, les talons s'écartent naturellement pour laisser place aux fesses, les genoux

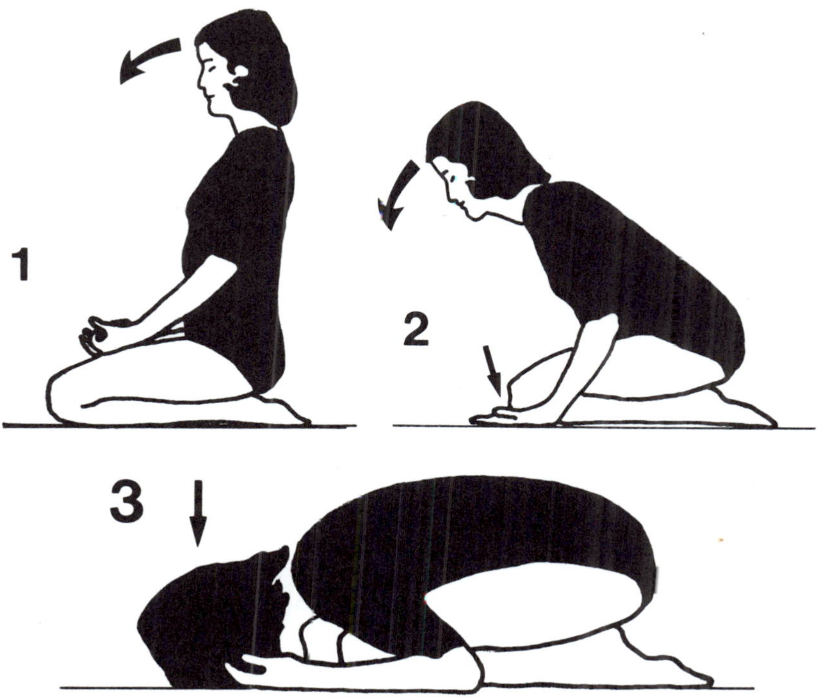

sont écartés de la largeur d'un poing. Etirez la colonne vertébrale, si nécessaire en prenant appui les mains au sol. Les « reins » doivent être légèrement creusés, le menton est rentré, nuque droite, mais sans tension.

Fermez les paupières. Détendez le visage, les mâchoires et les épaules. Respirez calmement, consciemment, puis lentement. Les mains sont posées sur les cuisses, paumes vers le ciel. Inspirez lentement... Retenez l'air quelques secondes. En expirant, penchez le buste en gardant le plus longtemps possible la colonne vertébrale étirée. Le front va doucement venir toucher le sol devant les genoux ; les mains vont se poser elles aussi sur le sol, paumes vers le ciel à la hauteur du visage.

Cherchez à détendre : bras, épaules et coudes, puis la nuque et enfin le dos. Pour cela, laissez tout le haut du corps redescendre vers le sol, et devenir de plus en plus lourd. Observez vos épaules qui, neuf fois sur dix, ont tendance à rester contractées, très hautes, au lieu d'être souples, détendues et presque dans la paume des mains.

Soyez maintenant conscient de votre souffle. Ecoutez-le ! Suivez-le ! Sentez le massage qu'il effectue dans l'abdomen et la musculature dorsale.

Restez ainsi en état d'observation et d'éveil de 2 à 3 minutes. Puis, faites une longue inspiration pour redresser la tête, les épaules, le dos, sans trop cambrer. Conservez les paupières fermées. Posez de nouveau les mains sur les cuisses. Soyez conscient de l'état obtenu, du calme et du bien-être qui sont en vous.

Au bout d'un certain temps, soulevez doucement les paupières. Souriez intérieurement. La séance est terminée.

DEUXIÈME PARTIE

7 séances de yoga

Première séance

1. Le Diamant et la Dévotion

Après quelques instants en *Diamant,* enchaînez avec la *Dévotion* en vous reportant à la série préliminaire (première partie).

2. La demi-Torsion : Ardha-Matsyendrasana

Présentation : la torsion tient une grande place dans l'enseignement des postures. Les torsions ont un effet revitalisant tout en permettant d'éviter la sacralisation de la 5e lombaire. Elles peuvent être facilement dosées en fonction de l'âge, de la pratique... Elles sont nombreuses et variées. Ainsi est-il possible de jouer sur toute la colonne vertébrale.

Effets : le système nerveux, par l'intermédiaire de la colonne vertébrale, est stimulé. Les surrénales, les reins, les intestins sont également massés et régénérés. Au fur et à mesure de la pratique, les problèmes de dos disparaissent.

Difficultés : pour cette première variante, elles sont inexistantes dès le moment où l'on ne force pas.

Concentration : sur la colonne vertébrale, ou bien sentir la chaleur qui s'installe dans le dos.

Erreurs : lever l'épaule du bras en appui au sol (au contraire, l'abaisser). Localiser l'effort dans le dos ; ce dernier au contraire doit être passif lors de la torsion. Prendre la jambe repliée avec le bras correspondant au lieu du bras *opposé*.

Description technique

Préparation : assis, jambes allongées. Repliez la jambe gauche et posez d'abord le pied à côté du genou droit. Puis, l'amener de l'autre côté de ce genou (à l'extérieur) sur le sol. Encerclez la jambe gauche avec le bras droit, le creux du coude se plaçant contre l'articulation du genou. Posez la main gauche au sol derrière la colonne vertébrale. Conservez le visage de face.

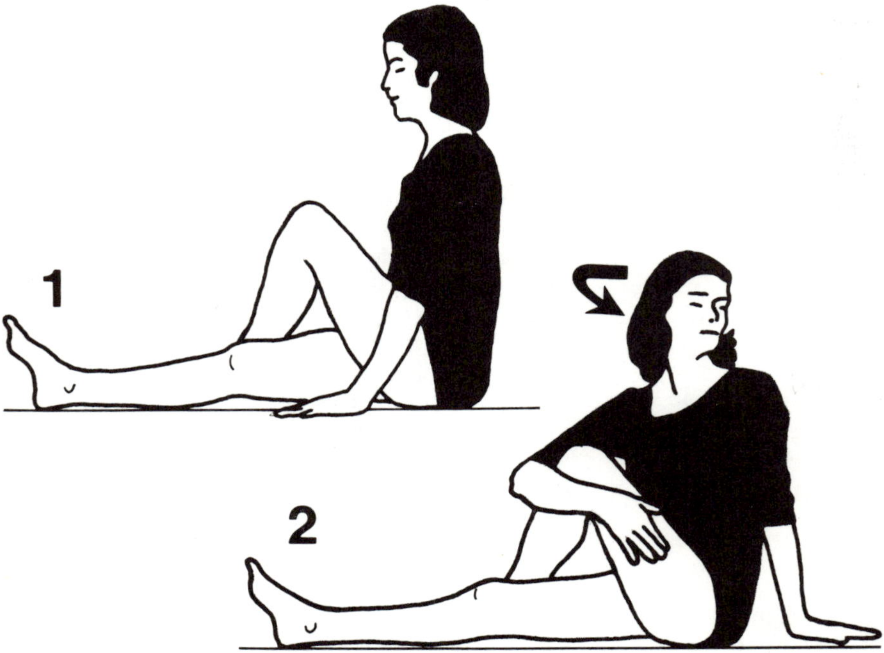

Prise de posture : inspirez lentement tout en prenant appui sur le sol avec la main droite pour redresser le dos et ainsi étirer les vertèbres (très important). Poumons pleins (1 ou 2 secondes, c'est-à-dire que vous commencez la torsion lorsque vous êtes poumons pleins), puis en expirant doucement, tournez la taille, les épaules, puis la tête vers la droite en s'aidant du bras qui enlace la jambe sans rien perdre de l'étirement. Tournez le menton vers l'épaule. L'expiration commence à la moitié du mouvement de torsion. Respirez dans la posture de 3 à 6 fois en n'oubliant pas de **bien expirer.** Le visage et les mâchoires restent relaxés. Le retour se fait très doucement sur une inspiration. Dégagez alors le bras gauche pour allonger la jambe droite. Posez les mains sur le dessus des cuisses, paumes vers le ciel… Une ou deux grandes respirations… Puis effectuez la posture de l'autre côté, avec la même lenteur et la même conscience.

3. Le retour au sol

Ou « déroulement au sol de la colonne vertébrale ». Voir série préliminaire.

4. Relaxation (Voir série préliminaire).

5. Les 4 respirations fondamentales

Voir série préliminaire (3 à 6 respirations pour chacune).

6. Les étirements (Voir série préliminaire).

7. Pavanamuktasana

« La posture qui chasse les gaz. » Voici une variante de cette posture accessible à tous.

Effets : elle mobilise l'articulation de la hanche généralement « bloquée » chez bon nombre d'Occidentaux. Elle prépare le dos à toutes les flexions avant ou arrière. Elle corrige une lordose lombaire accentuée et détend toute la zone des lombes. Maintenue avec une respiration profonde, il en résulte un automassage intestinal, hépatique et pancréatique. Elle aide ainsi à l'expulsion des gaz.

Difficultés : ramener le (ou les) genou (x) très haut sur le thorax demande une bonne souplesse de la hanche. La phase finale fait souvent ressortir une faiblesse musculaire de la nuque. Lors de la prise de posture avec les deux jambes, faire attention à ne pas cambrer lorsque l'on replie les genoux et à ne pas prendre d'élan. Il peut donc être nécessaire de laisser glisser les talons au sol durant l'expir pour empêcher cette cambrure.

Concentration : lors des demi-postures, se concentrer sur la moitié du corps sollicitée et sur la partie massée de l'abdomen. Lors de la pose complète, sur le massage de tout le contenu abdominal.

Erreurs : prendre de l'élan ; reposer rapidement la ou les jambes ; pointer les orteils de la jambe allongée au lieu du talon.

Description technique

Préparation : allongé sur le dos, rapprochez vos jambes. Concentrez d'abord votre attention sur la jambe droite.

Prise de posture : inspirez lentement tout en poussant légèrement le talon droit vers l'avant... Quelques secondes poumons

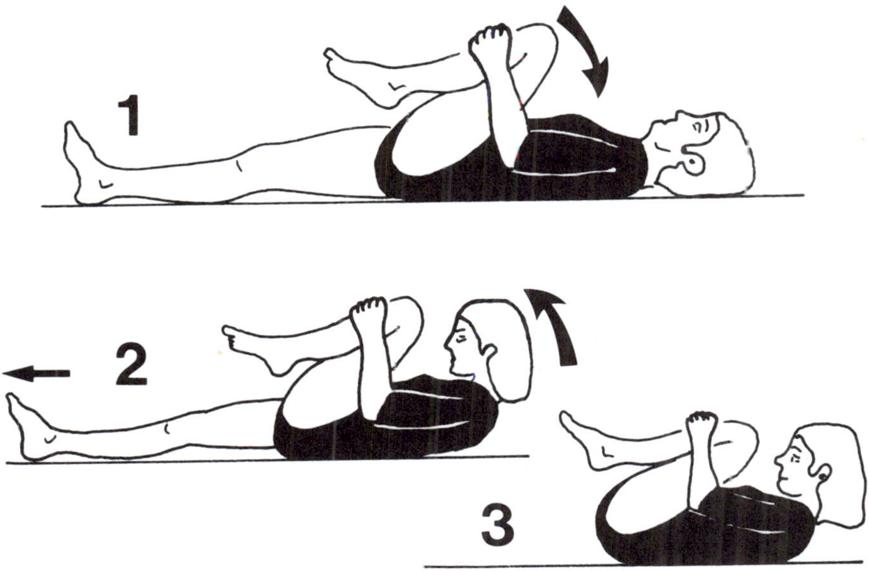

pleins… En expirant, repliez doucement le genou gauche vers la poitrine et venez entrelacer les doigts autour de ce genou, afin de le rapprocher du thorax…

Conservez cette position en respirant 3 fois profondément ; la jambe droite est au sol, le talon légèrement tendu. Les « reins » sont plaqués au sol… Profitant d'une expiration, levez la tête et rapprochez-la du genou. Le menton est rentré, le visage relaxé. Restez ainsi durant trois autres respirations. Puis, sur une inspiration, reposez doucement la tête tout en allongeant les bras et la jambe sur le tapis. Se relaxer sur le dos environ 30 secondes. Laissez venir une ou deux grandes respirations. Effectuez la pose avec l'autre jambe. Ensuite, exécutez la posture complète avec les deux jambes. Enfin, détente générale avec respirations lorsque l'ensemble est terminé. Faire rouler un peu la tête si des tensions subsistent dans la nuque.

8. Le Serpent (Sarpasana)

Présentation : le *Serpent* est une posture sur le ventre où l'on soulève la tête, le tronc et les bras. Les variantes sont très nombreuses et permettent ainsi un travail progressif sans danger.

Effets : cette posture muscle le dos et crée une sensation de bien-être. Elle permet de corriger les dos ronds. Durant les phases de détente, le sang (chassé de la zone lombaire lors de la posture) revient en abondance et stimule reins et surrénales. Ces dernières secrètent une hormone anti-stress (l'adrénaline) et un stéroïde anti-inflammatoire (la cortisone). Il est donc indispensable de se détendre profondément après chaque exécution pour favoriser un retour important de sang artériel dans cette zone.

Difficultés : elles sont inexistantes, cette posture pouvant être dosée. Ne pas chercher à faire des prouesses, accepter ses limites.

Concentration : s'intérioriser dans le dos (au niveau lombaire surtout).

Erreurs : creuser la nuque exagérément au lieu de garder le menton légèrement rentré ; ne pas lever les bras ce qui arrondit un peu le haut du dos.

Description technique

Préparation : après *Pavanamuktasana,* tout en repliant la jambe droite, allongez le bras gauche derrière la tête en inspirant. En expirant, tournez-vous sur le ventre en passant par le côté gauche et en prenant appui sur le pied droit (à la hauteur du genou gauche). Effectuez ce mouvement avec douceur, lenteur et conscience. Posez le menton au sol (il reste légèrement rentré) et placez les bras de chaque côté du buste, moyennement écartés, paumes des mains au sol. Les jambes sont en contact… Ralentissez le souffle… Concentrez-vous sur votre dos.

Prise de posture : tout en inspirant lentement, levez la tête, la poitrine et les bras. Ceux-ci se placent à l'horizontale. Le menton est toujours légèrement rentré. Restez ainsi de 3 à 6 respirations.

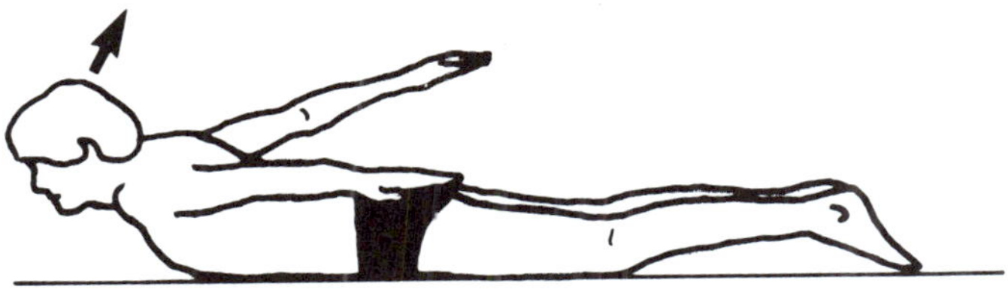

Reposez sur une expiration ; posez la tête sur le côté, la paume des mains vers le ciel, à côté des hanches ou de la taille, coudes légèrement écartés. Cherchez également l'écartement idéal des pieds et l'orientation des orteils la plus agréable. Laissez le corps s'appuyer de tout son poids. Respirez profondément, puis retrouvez votre respiration naturelle. Reprenez la posture une seconde fois avec la même intériorisation.

9. Le Chat et la Dévotion

Présentation : le *Chat* est une posture d'étirement. Elle est très importante car elle mobilise en douceur toute la colonne vertébrale. Pratiquez-la régulièrement.

Effets : le système nerveux est stimulé ; l'adepte se sent plein d'énergie. Les blocages de vertèbres sont évités. Elle efface la fatigue, redonne vie à votre dos, corrige les cyphoses et assouplit les épaules.

Difficultés : la levée du tronc est la phase la plus difficile. Il est nécessaire de placer les mains au bon emplacement sinon l'effort devient trop intense et vous êtes dans l'obligation de creuser alors fortement les « reins ». La tête et le buste doivent monter lentement avec l'inspiration, la conscience tournée vers la colonne vertébrale, des cervicales aux lombaires. La musculature du dos est d'abord sollicitée. Puis, pour soulever le ventre et les cuisses, les bras doivent entrer en action. Si les épaules « souffrent » un peu dans la position finale, ne dépassez pas une certaine limite.

Concentration : sur la colonne vertébrale.

Erreurs : une mauvaise position des mains peut fausser complètement la posture. Ne les placez ni trop en avant, ni trop en arrière en position finale. Les cuisses ne sont pas perpendiculaires au sol, mais plutôt légèrement inclinées vers les talons.

Description technique

Préparation : sur le ventre, le front au sol. Posez les mains à plat sur le sol à la hauteur de la poitrine, coudes levés, les doigts sur l'alignement des épaules. Les jambes sont jointes. Se concentrer sur la colonne vertébrale. Respirez lentement.

Prise de posture : après avoir vidé les poumons, inspirez *très lentement* tout en soulevant la tête, la poitrine, le ventre puis le bassin et les cuisses (en serrant alors les muscles fessiers pour protéger les reins). Poumons pleins, repoussez doucement les fesses vers l'arrière (comme pour vous asseoir sur les talons) sans que les mains bougent de leur emplacement initial. Rapprochez le visage du sol (la nuque est dans le prolongement du dos). Restez ainsi en respirant profondément ; tout en étirant les bras, des épaules jusqu'aux doigts et la colonne vertébrale depuis la nuque jusqu'aux reins, laissez la poitrine descendre vers le sol pour creuser entre les omoplates.

Conservez la posture durant 5 ou 6 respirations au moins puis, sur une expiration, déposez les fesses sur les talons ; le front s'appuie sur le sol devant les genoux. Les bras viennent s'allonger

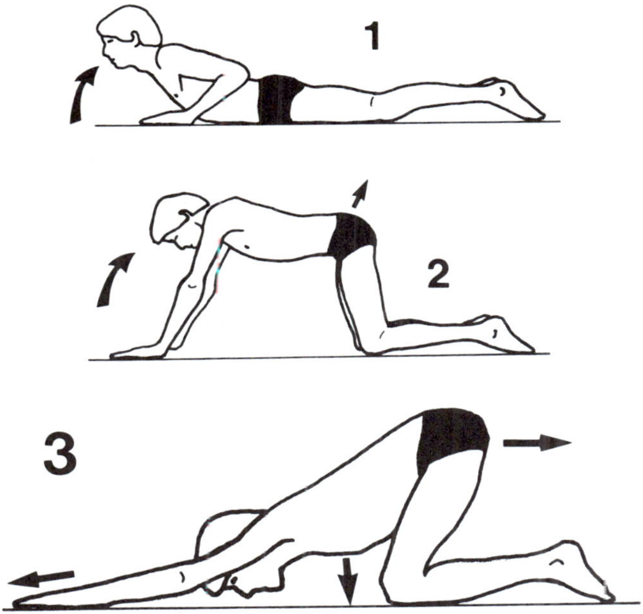

près des jambes, mains tournées vers le ciel, à la hauteur des pieds. Vous êtes alors en posture de *Dévotion,* à garder plusieurs minutes. Respirez principalement avec le ventre afin de masser et de détendre la partie basse de votre dos qui a été sollicitée durant les postures sur le ventre. Sentez le bien-être engendré par cette attitude.

Laissez bien redescendre les épaules vers le sol. Les coudes sont appuyés sur le tapis. La tête doit devenir très lourde. Recherchez le calme intérieur...

Puis vous vous redressez sur une inspiration. Vous êtes en *Diamant,* le dos droit, les mains l'une sur l'autre (main droite sur main gauche) à la hauteur du bas ventre. Soyez conscient des sensations de calme et de force.

10. Le Cadavre

Après avoir bien préparé votre corps (voir série préliminaire), prenez conscience de votre jambe droite... Sur une inspiration, soulevez-la de quelques millimètres seulement. Maintenez-la ainsi levée durant quelques secondes (poumons pleins) ; sentez alors sa forme, sa longueur, son poids... Sur l'expiration, reposez-la et abandonnez-la à la pesanteur, comme si elle n'avait plus aucun muscle... Attendez quelques instants avant d'effectuer la même chose avec la jambe gauche, le bras droit, le bras gauche, la tête.

Puis, vérifiez la détente du visage, de la bouche, du cou, du thorax, de l'abdomen... ayez conscience de votre corps tout entier...

En fin de relaxation, observez le va-et-vient du souffle...

Avant de reprendre le mouvement, réamplifiez très progressivement votre respiration, sentez le mouvement de votre thorax ou de votre abdomen. Laissez peu à peu ce mouvement se transmettre aux doigts, aux orteils, aux bras, aux jambes... Si vous en ressentez le besoin, étirez-vous, ou faites les postures, les torsions dont vous avez besoin... N'oubliez pas d'ouvrir doucement les paupières afin de retrouver progressivement la luminosité...

Deuxième séance

1. Le Diamant et la Dévotion

Asseyez-vous en *Diamant*. Ayez conscience de votre attitude physique et de votre respiration (une minute environ). Enchaînez avec la posture de *Dévotion* (voir Première séance). Conservez-la plusieurs minutes. Soyez alors conscient du calme et de la détente (1 ou 2 minutes). Retrouvez la posture du *Diamant*, buste vertical. Posez les mains sur les cuisses, paumes vers le ciel. Observez... Vous vous levez doucement (après avoir retourné les orteils) en prenant appui sur les mains.

2. Le Cercle debout

Présentation : cette posture, simple en apparence, demande beaucoup d'attention. Il s'agit, et c'est une des bases du yoga postural, d'allier d'une façon parfaite, le geste et le souffle. Vous réalisez alors l'essence même du mot yoga (l'union, la jonction).

Effets : cette synchronisation corps-souffle amène un effet apaisant remarquable renforcé par la sensation d'ouverture que procure l'élévation latérale des bras. Conjointement, il y a revitalisation grâce aux respirations profondes, contrôlées et rythmées.

Cet exercice peut également servir d'apprentissage de la respiration complète. Vous pouvez en effet sentir monter la respiration au fur et à mesure que les bras se soulèvent. L'élévation des bras permet alors une inspiration plus profonde. De plus, elle assouplit les pectoraux. La respiration en *Ujjayi* est ici de rigueur. D'une part, elle rend le souffle plus long, d'autre part, elle favorise la concentration.

Difficultés : la seule est d'obtenir un rythme respiratoire lent et régulier.

Erreurs : se cambrer (au contraire, rentrer le ventre en fin d'inspiration afin de réduire cette cambrure lombaire).

Concentration : *à l'inspir :* sur l'élévation des bras (sensation d'ouverture) ; *poumons pleins* : sur l'étirement du corps ; *à l'expir* : sur le retour des bras (calme et détente).

Description technique

Préparation : debout, les pieds écartés d'environ un centimètre. Sentez le contact avec le sol, au niveau de la plante des pieds. Les bras sont le long du corps, paumes contre la face externe des cuisses. Respirez calmement. Expirez...

Prise de posture : tout en inspirant, soulevez les bras latéralement. A partir de l'horizontale, la paume des mains se tourne vers le ciel. Les mains se rejoignent dans le prolongement de la tête lorsque l'inspiration se termine. Poussez un peu les doigts vers le ciel ; vous êtes poumons pleins. Restez ainsi de 2 à 6 secondes puis amorcez l'expiration tout en redescendant les bras par les côtés. L'expir se termine lorsque la paume des mains touche les cuisses (ou les hanches selon la morphologie). Relâchez les bras, les épaules. Laissez venir une grande respiration. Recommencez 3 autres fois.

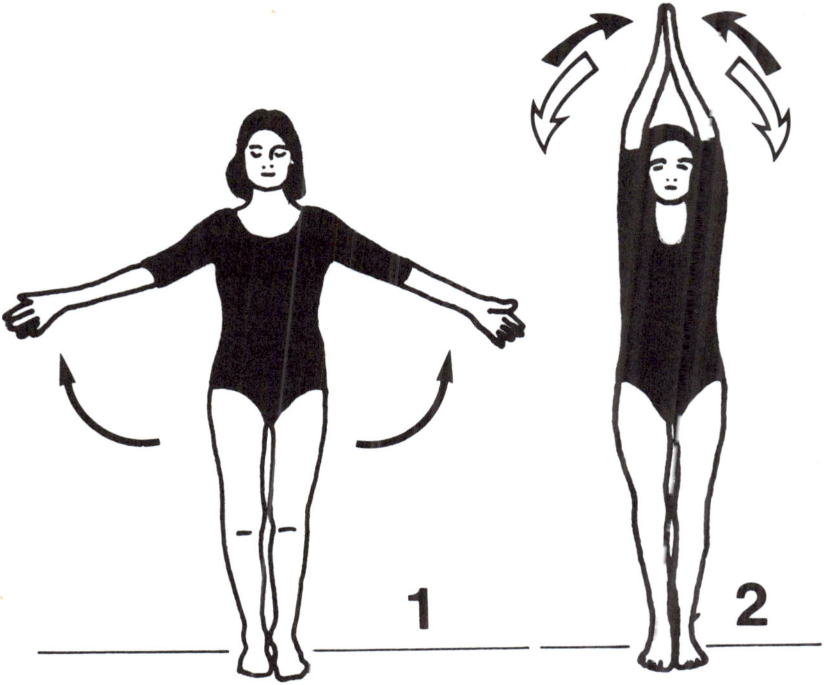

Perfectionnement : par la suite, il devient possible d'enchaîner les mouvements. Marquez alors une courte pause, poumons vides, entre chaque exécution. Il ne faut pas que cet enchaînement entraîne une élévation du rythme respiratoire, ce qui indiquerait alors que votre souffle n'est pas suffisamment préparé.

N.B. : pendant la posture, regardez un point sur le sol à environ 1,5 m-2 m devant vous, cela pour un meilleur équilibre.

*
* *

3. La Mouette

Présentation : cette posture étire la colonne vertébrale et, parallèlement, muscle le dos. Sa principale qualité est de mobiliser le haut du dos et de corriger ainsi la « bosse » au niveau des omoplates. Il faut savoir qu'il existe au niveau des vertèbres un mécanisme de compensation. La courbure cervicale correspond à la courbure lombaire ; elles sont toutes les deux solidaires. Pour faire disparaître la cyphose dorsale, il importe d'avoir une bonne tenue de la nuque. C'est par un léger recul de la nuque (le menton s'abaissant légèrement) que l'on arrive à redresser les dorsales. Faites le double menton en repoussant la tête vers l'arrière sur un plan horizontal et, en même temps, étirez-vous vers le ciel. Voilà la position idéale pour votre colonne cervicale.

Vous pouvez trouver cette position d'une autre façon. Placez une main contre la nuque, à la base du crâne là où il y a une légère cavité. Baissez un peu la tête et sentez les muscles qui se contractent. Maintenant, conservez cette contraction tout en redressant la tête ; ne la laissez pas disparaître. Bien entendu, elle va s'atténuer sinon vous créeriez des tensions. Ce mouvement de recul est très bon pour le haut du dos (cyphose) et, par réaction, pour le bas du dos (lordose).

Effets : il s'agit donc avant tout d'une posture de tonification, de remodelage du dos et de l'épine dorsale.

Difficultés : une mauvaise perception du dos ne permet pas de sentir si celui-ci est bien placé dans la position finale. Il peut être alors nécessaire de glisser une main dans le dos pour vérifier les « reins » ou les omoplates.

Concentration : sur les courbures vertébrales.

Erreurs : arrondir la colonne vertébrale ; creuser exagérément la nuque ou les reins ; descendre plus bas que l'horizontale.

Description technique

Préparation : debout, écartez les pieds de la largeur d'un avant-bras. Redressez le dos. Les bras sont le long du corps. Ralentissez le souffle. Expirez...

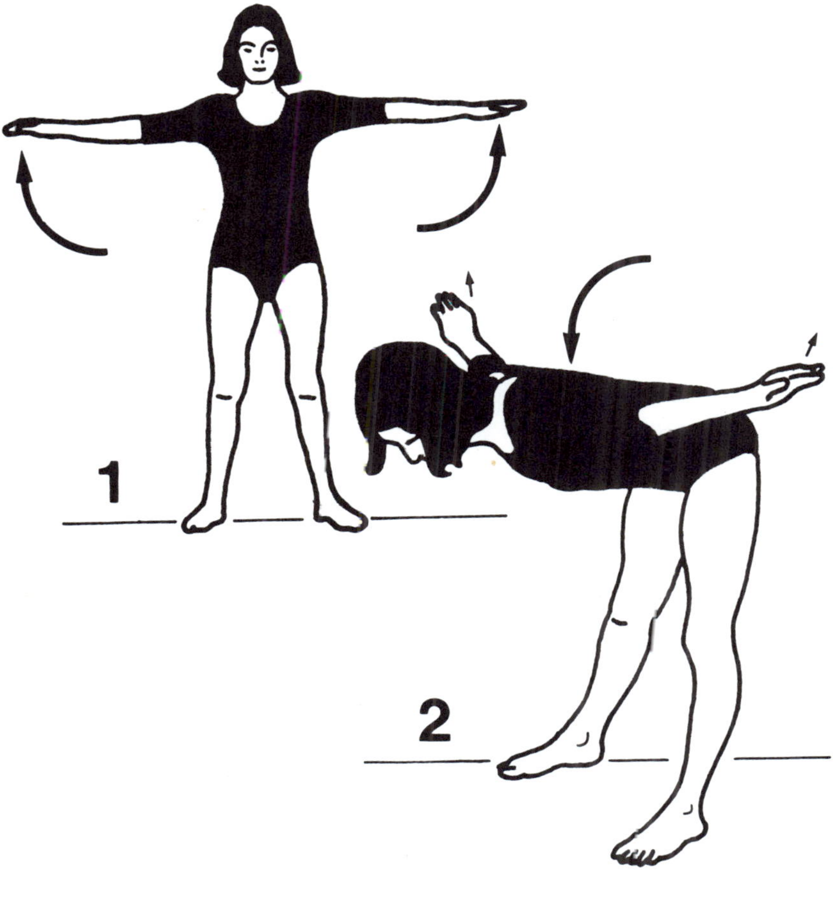

Prise de posture : inspirez lentement en soulevant les bras latéralement jusqu'à l'horizontale, paumes vers le bas. Restez poumons pleins (2 à 5 secondes). En expirant, penchez le buste en avant, *dos plat,* les fesses partant vers l'arrière pour faire contre-poids. L'expiration se termine lorsque le buste et les bras arrivent à l'horizontale (en fait un peu plus haut pour éviter une fatigue lombaire). Les bras sont en croix, les mains légèrement surélevées par rapport aux épaules ; le menton reste rentré pour le recul de la nuque (voir présentation). Les genoux sont tendus.

Conservez la position durant 3 à 6 respirations lentes et rythmées, le visage relaxé. Le retour à la verticale se fait sur une inspiration en ramenant le bassin vers l'avant sans accentuer la cambrure des « reins ». Marquez alors une pause poumons pleins, puis expirez en laissant redescendre doucement les bras le long du corps. Relâchez les bras. Respirez...

Perfectionnement : cette posture peut être prise en dynamique, c'est-à-dire en conservant la position finale, poumons vides. Il est bon alors de la prendre au moins deux fois en dynamique et une dernière fois en statique avec respirations contrôlées.

4. Le Cadavre - Les 4 respirations - Les étirements

Après la posture de la *Mouette*, vous vous asseyez (par exemple en croisant les chevilles et en fléchissant les genoux). Puis, déroulez doucement la colonne vertébrale sur le sol comme pour la série préliminaire.

Vous retrouvez la posture de relaxation (le *Cadavre*) et amenez la détente dans chaque partie du corps (membres, tronc, cou, tête). Faites suivre cette relaxation des quatre respirations fondamentales et des étirements.

5. Le Crocodile (Makarasana) en dynamique

Présentation : lors de la série préliminaire, vous avez réalisé le *Crocodile,* posture de torsion sur le dos. Vous allez effectuer maintenant sa variante dynamique.

Notez trois changements importants : 1) La posture est répétée 3 fois ; 2) elle est maintenue en rétention de souffle poumons pleins ; 3) la torsion est prise sur l'inspir et non sur l'expir.

Effets : la posture est plus dynamisante, d'une part grâce à la mobilisation plus intense de la colonne vertébrale, d'autre part grâce aux rétentions de souffle. Cette suite de torsions est défatigante. Elle permet de récupérer rapidement après une journée de travail.

Difficultés : l'essentiel est ici de bien contrôler le souffle. L'*ujjayi* est de rigueur.

Concentration : sur la colonne vertébrale (sentir les torsions que lui imprime le mouvement des jambes), ou sur le souffle.

Erreurs : tourner la tête dans le sens où vont les jambes (elle doit au contraire se tourner dans la direction opposée à la torsion) ; s'aider des mains ou des coudes au lieu de les maintenir relaxés ; ne pas garder les pieds superposés dans l'attitude finale (genoux sur les côtés).

Description technique

Préparation : allongé sur le dos, bras moyennement écartés (45°), paumes des mains au sol, les jambes sont en contact.

Prise de posture : inspirez lentement, retenez l'air quelques instants... Tout en expirant longuement, repliez les genoux (en laissant glisser les talons sur le sol) pour venir placer les pieds à plat près des fesses (à 2 centimètres environ). Les pieds et les genoux sont en contact, les reins bien appuyés sur le tapis. En inspirant, basculez les genoux vers la droite, tournez le visage à gauche. Marquez une pause poumons pleins durant laquelle vous laissez agir le poids des jambes.

Revenez en expirant (les genoux se soulèvent, le visage revient au centre).

Sur l'inspiration suivante, basculez les genoux vers la gauche ; tournez le visage à droite. Marquez une pause... Retour sur l'expir. Avec le même rythme et la même intériorisation, reprenez ce double mouvement deux autres fois. Vous ne devez jamais vous sentir essoufflé. Si cela était, faites une respiration profonde entre chaque torsion.

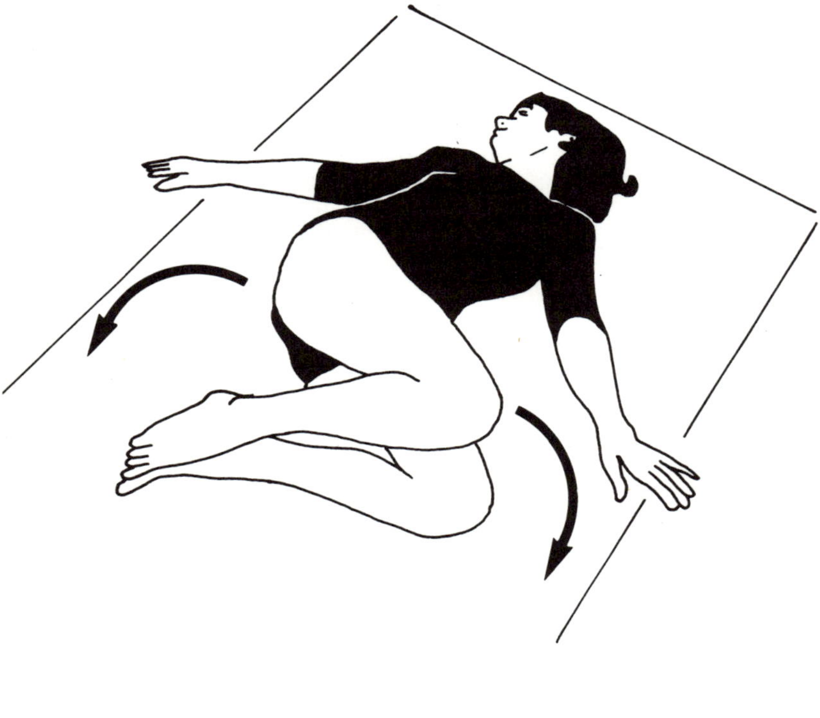

6. Pavanamuktasana

Après ce *Crocodile*, prenez *Pavanamuktasana* avec les deux jambes (donc pas de demi-posture). Faites suivre la posture d'une courte détente à plat dos, puis tournez-vous à plat ventre (voir première séance).

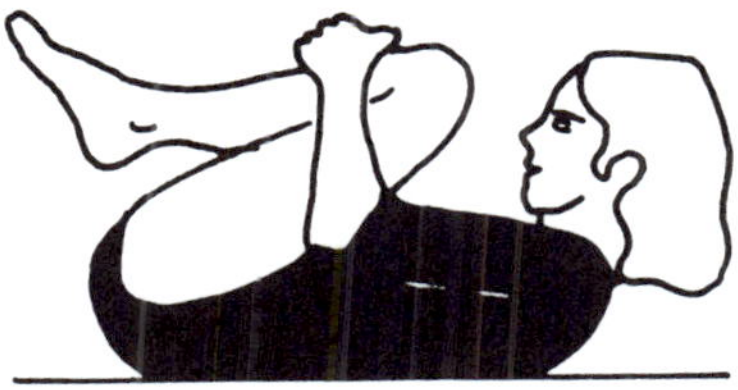

7. Le Serpent, bras en croix

Présentation : voici une variante qui intensifie le travail du dos et corrige plus nettement la courbure dorsale au niveau des omoplates.

Effets : reportez-vous à la première séance.

Concentration : sur le dos.

Difficultés : le manque de tonicité de la musculature dorsale rend la posture plus difficile, mais aussi plus bénéfique.

N.B. : placez vos bras à l'horizontale.

Description technique

Préparation : sur le ventre, le bas du visage en appui sur le sol. Les bras sont en croix, paumes des mains vers le sol. Joignez vos jambes. Sentez bien votre dos.

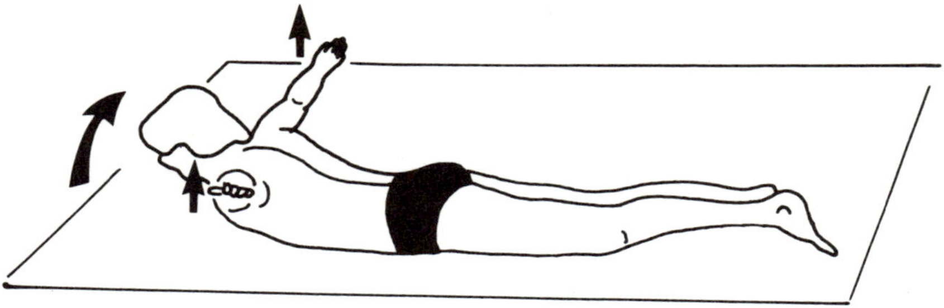

Prise de posture : expirez... en inspirant, levez doucement la tête, le buste, les bras, sans prendre d'élan. Respirez calmement dans la posture de 3 à 6 fois. Reposez sur une expiration. Détendez-vous, respirez profondément. Eventuellement, reprenez une seconde fois. Durant la phase de détente, disposez bien vos bras, vos jambes, votre tête. Sentez la position la plus relaxante. Sentez également le massage que votre respiration effectue au niveau abdominal.

8. Le Chat et la Dévotion

Prenez la posture du *Chat* après celle du *Serpent* (voir première séance). Conservez-la de 3 à 6 respirations profondes. Puis, venez vous détendre en *Dévotion*, front au sol, bras le long du corps. Restez ainsi le temps de 12 respirations au moins.

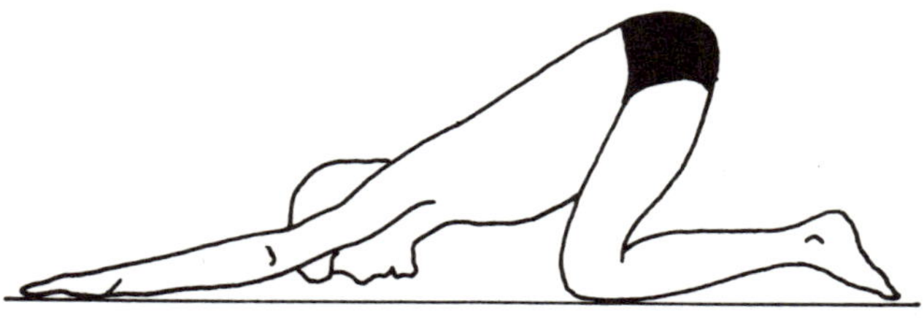

9. Le Diamant

Redressez-vous en posture du *Diamant*. Posez les mains sur les cuisses, paumes vers le ciel. Ayez conscience de votre corps (voir série préliminaire).

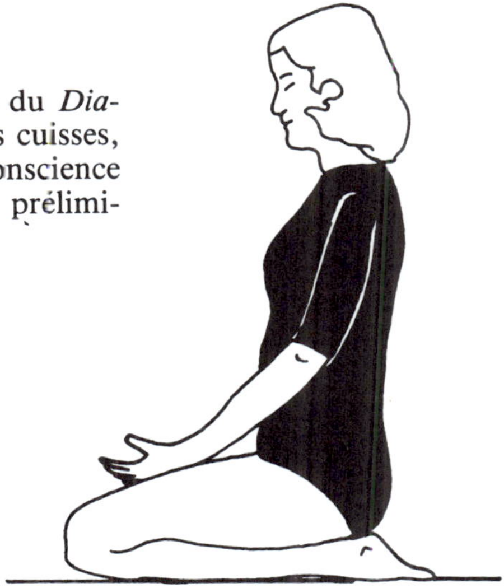

10. Le Cadavre

Puis, allongez-vous à plat dos avec une couverture chaude — si c'est nécessaire — pour éviter de vous refroidir. Relaxez consciemment chaque parcelle du corps. Cette relaxation doit durer au moins 5 minutes. Lorsque vous l'avez terminée, reprenez progressivement une respiration profonde et retrouvez doucement le mouvement avant de vous relever.

Variante

Sentez votre jambe droite... En inspirant, pressez-la contre le sol depuis le talon jusqu'à la fesse. Conservez cette pression quelques instants poumons pleins ; ayez conscience de l'effort musculaire... Sur l'expiration relâchez cet effort, laissez les orteils retomber vers l'extérieur... Faites la même chose pour votre jambe gauche... pour votre bras droit (des doigts jusqu'à l'épaule), pour votre bras gauche, pour votre tête... Marquez une pose entre chaque membre.

Cette technique est souvent très utile chez les personnes tendues. Le relâchement qui suit la contraction est plus profond. L'adepte devient plus facilement conscient de ses tensions. De plus, le fait de bien sentir le contact avec le sol est un facteur non négligeable de détente.

Troisième séance

1. Assouplissement de la colonne vertébrale

Présentation : il est bon de commencer une séance par quelques assouplissements visant à mobiliser et à détendre les articulations les plus « raides ». Les postures de yoga sont alors exécutées avec plus d'aisance et de confort. De plus, ces assouplissements sont de bonnes liaisons entre la vie extérieure et sociale et la séance de yoga. Celui que vous allez pratiquer aujourd'hui, est excellent pour la colonne vertébrale et pour tous les dos douloureux. Et n'oubliez pas que de la fluidité de votre colonne vertébrale dépend la sensation de bien-être physique et mental.

Description technique

Préparation : mettez-vous à quatre pattes, en appui sur les genoux et sur les mains. Les cuisses sont perpendiculaires au sol ainsi que les bras. Les mains sont donc à plus ou moins 50 cm des genoux. Les genoux sont légèrement écartés, les mains à la largeur des épaules. Relâchez d'abord la nuque, laissez retomber la tête vers le sol. Respirez calmement... Expirez...

Prise de posture : en inspirant, redressez la tête tout en effectuant un recul de la nuque et creusez tout votre dos, mais principalement au niveau des omoplates. Parallèlement, repoussez le sol avec les mains (afin d'avoir les bras bien tendus). Marquez une pause poumons pleins... En expirant lentement, arrondissez pro-

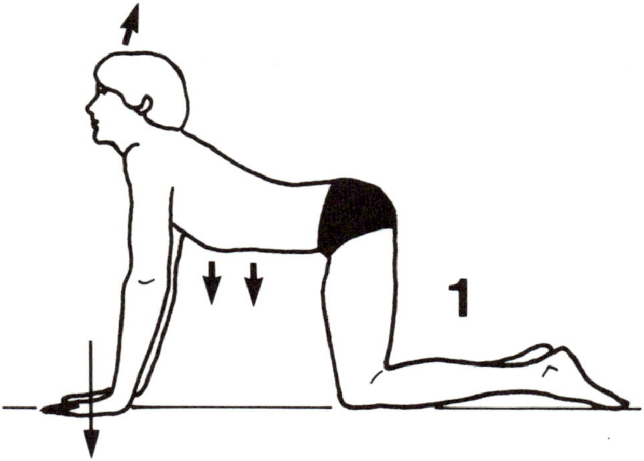

1

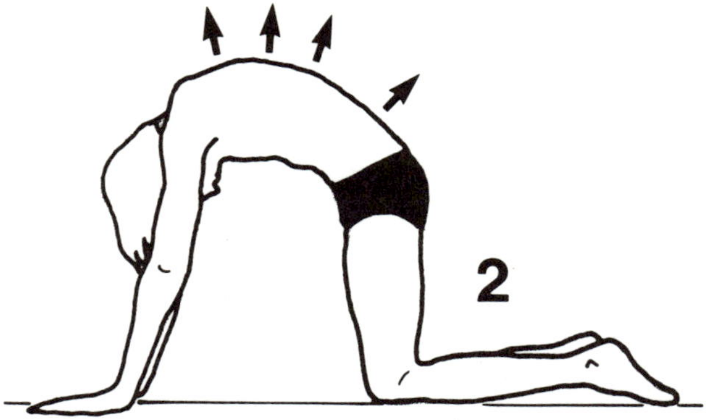

2

gressivement votre dos tout en descendant la tête, le menton venant se rapprocher du thorax. Le dos se voûte au maximum mais le plus possible au niveau des reins. Là aussi, repoussez le sol avec les mains. Recommencez plusieurs fois avec le rythme de votre souffle. A l'inspiration, concentrez-vous entre les omoplates, à l'expiration au niveau des reins. Lorsque vous avez terminé, venez vous détendre en *Dévotion* (quelques minutes).

2. Le Tailleur - La Montagne - Yoga-Mudra

Présentation : avec la posture du *Tailleur*, nous abordons les postures de méditation. La méditation est, en yoga, la 7e étape. Elle est située après la concentration et avant le *samadhi*, but du yoga. En fait, le yoga est avant tout une méditation. **Chaque posture, chaque respiration doit être un acte de méditation**, c'est-à-dire abordé avec amour et effectué consciemment.

Il y a pour le débutant de nombreuses techniques de méditation (dont les postures font partie) qui ont pour but de calmer le mental et de réduire la valse inquiétante des pensées.

Sukhasana (ou si vous préférez le *Tailleur*) est une posture statique. Bien que simple en apparence, elle doit être abordée prudemment car les articulations occidentales ne sont pas préparées à cette position des jambes, et ce sont les genoux qui risquent alors de souffrir. Il est donc nécessaire de s'y habituer progressivement, en intervertissant régulièrement le croisement des jambes. Ne jamais forcer.

Effets : la position même des bras et des jambes favorise le calme intérieur. Après une journée de travail, elle procure un repos salutaire aux jambes et un bien-être général.

Difficultés : elles sont d'ordre articulaire : hanches et genoux trop raides.

Concentration : d'abord sur l'attitude physique, puis sur le va-et-vient du souffle.

N.B. : ne pas hésiter à placer un petit coussin sous les fesses, pour surélever les fesses et redresser ainsi plus facilement la colonne vertébrale.

Description technique

Préparation : vous vous asseyez, et croisez les chevilles sans trop serrer les talons contre les fesses. Si cette position est vraiment inconfortable, il est possible de prendre une variante plus simple. Placez un pied (talon) près du pubis et ramenez l'autre pied juste devant celui-ci. En plaçant les mains sur le sol de part et d'autre du bassin, redressez votre dos. Les « reins » sont très légèrement creusés. Rentrez un peu le menton pour effectuer le « recul de la nuque ». Le buste doit être incliné vers l'avant de quelques millimètres. En effet, si vous vous tenez parfaitement droit, vous allez devoir contracter certains muscles pour maintenir la verticalité.

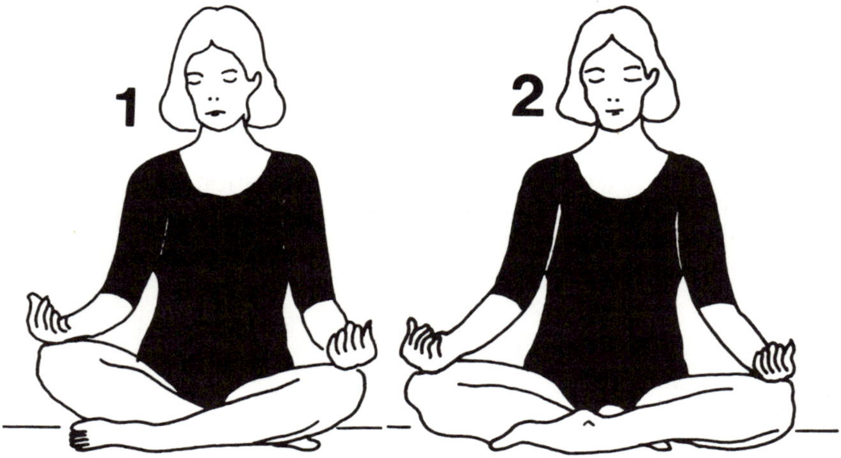

La posture du Tailleur : posez les mains sur les genoux, paumes vers le ciel ou, si vous préférez, l'une sur l'autre (main droite sur main gauche) au niveau du bas-ventre. Pour la première position, les index sont retournés à l'intérieur des pouces ; pour la seconde, les pouces sont dans le prolongement l'un de l'autre. Fermez les paupières. Respirez calmement 4 ou 5 fois. Venez ensuite joindre les mains en *Shiva-Mudra* devant le thorax, au niveau du plexus solaire. Sentez le contact entre les mains, entre les doigts.

Sentez votre corps dans la posture. Ayez conscience de votre souffle...

La posture de la Montagne : sur une inspiration très lente, montez les mains et venez les placer juste au sommet de la tête (doigts toujours pointés vers le haut). Ecartez les coudes et sentez alors votre dos qui se redresse (sur l'expir). Sur une seconde inspiration, poussez les doigts vers le ciel pour étirer vos bras dans le prolongement de la tête. Sentez les coudes qui se rapprochent des oreilles. Accrochez les pouces l'un à l'autre et orientez la paume des mains vers l'avant. Conservez la posture en respirant lentement et doucement. Concentrez-vous sur votre dos et sentez la chaleur qui s'y installe.

N'oubliez pas : d'étirer les doigts vers le ciel, de tirer doucement les bras vers l'arrière, de « pousser » un peu la poitrine vers l'avant. Lorsque vous ressentez une fatigue trop forte, redescendez les mains devant la poitrine sur une expiration. Puis, reposez les mains sur les genoux ou l'une sur l'autre en posture du *Tailleur*. Détendez profondément les bras, les épaules. Respirez bien... Sentez...

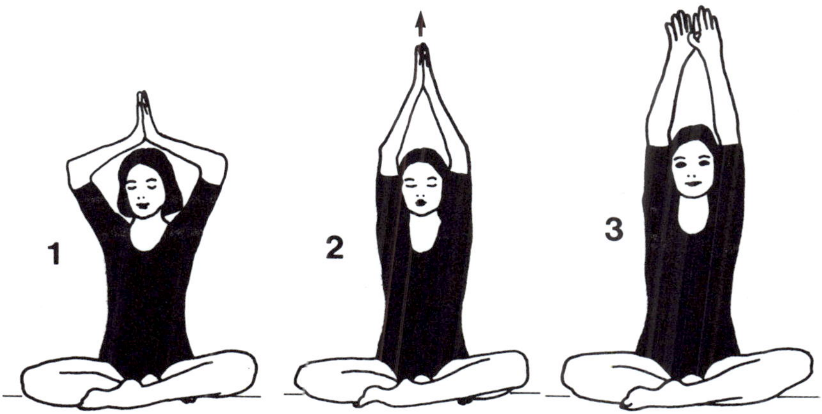

La posture du Yoga-Mudra (en tailleur) : changer le croisement des jambes puis posez vos mains à plat sur le sol, devant les pieds. Concentrez-vous sur votre colonne vertébrale. Inspirez très lentement. Retenez l'air quelques secondes. En expirant, faites glisser les mains vers l'avant tout en inclinant le tronc à partir de la taille, afin d'étirer la colonne vertébrale. Si cette dernière n'est pas assez souple, le front ne touche pas le sol. Ce n'est pas le plus important. Essayez surtout avec une respiration lente, profonde et rythmée de détendre et masser votre dos afin de permettre au tronc de se rapprocher, sans effort, du sol. Evitez d'arrondir le dos ou la nuque. Les fesses, plus exactement les ischions, restent au sol. Respirez profondément 4 à 6 fois en vous intériorisant « dans » votre dos. Revenez doucement sur une ou plusieurs inspirations.

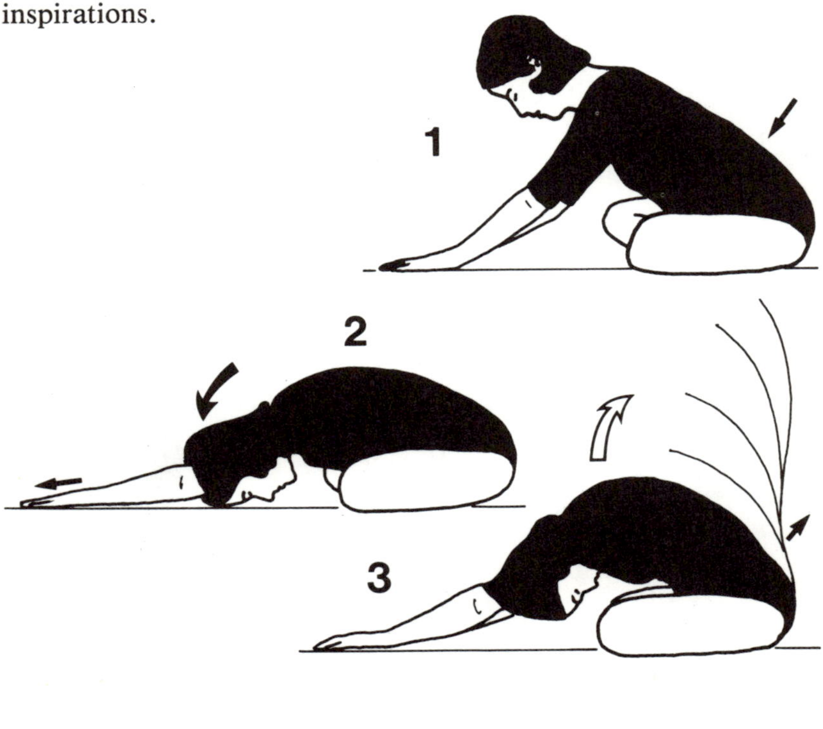

En règle générale, **plus une posture a été conservée longtemps** (et c'est ce qu'il faut rechercher tout au long de votre pratique), **plus le retour doit être lent et progressif**. Ce retour peut être effectué de deux façons et cela reste valable pour toutes les postures en avant. Soit vous empilez les vertèbres les unes après les autres depuis les lombaires jusqu'aux cervicales, soit vous remontez d'abord la nuque, puis le haut du dos (en creusant légèrement), puis les « reins » en gardant ceux-ci légèrement arrondis.

Une fois la position verticale retrouvée, replacez vos mains en posture de détente. Respirez profondément et observez.

*

* *

Allongez-vous doucement sur le sol comme nous l'avons expliqué lors des précédentes séries. Relaxez-vous dans la position du *Cadavre*, tout en respirant lentement et calmement. Puis, effectuez quelques respirations profondes et contrôlées (inspir = expir + une rétention de 2 ou 3 secondes poumons pleins).

3. Les étirements

Placez les bras le long du corps. En inspirant, levez-les et venez les allonger derrière la tête, parallèles entre eux. Expirez. A l'inspiration suivante, étirez-vous depuis la taille jusqu'aux doigts, les jambes toujours relaxées. Restez ainsi poumons pleins de 4 à 7 secondes, puis relâchez sur l'expir (maintenez les bras derrière la tête).

Sur une seconde inspiration, étirez-vous depuis la taille jusqu'aux talons. Marquez une pause poumons pleins avant de relâcher sur l'expir.

Lors d'une dernière inspiration, étirez-vous depuis les dix doigts jusqu'aux deux talons en veillant à décambrer les reins et la nuque. Retenez l'air. Puis relâchez profondément en expirant. Si vous disposez d'assez de temps, recommencez une seconde fois cette série d'étirements. Massez ensuite le visage (les paupières), la nuque, les poignets... Laissez s'épanouir les bâillements qui s'amorcent.

4. Le Cercle à plat dos

Présentation : vous connaissez déjà la posture du *Cercle*. Ici, allongé à plat dos, vous allez effectuer une variante.

Recherchez : 1°) une respiration lente et complète ; 2°) une synchronisation parfaite des gestes avec le souffle ; 3°) une concentration basée sur les gestes, le souffle et les sensations engendrées par la posture (*à l'inspiration* : sensation d'ouverture et d'énergie ; poumons pleins : sensation d'étirement et de calme ; *à l'expiration* : sensation de détente).

Effets : à la fois calmant et dynamisant.

Concentration : sur le souffle, respirer en *Ujjayi* ; sur le mouvement des bras.

Difficultés : respirer lentement sans s'essouffler ; pour cela, ne pas vouloir aller trop lentement au début.

Description technique

Sur le dos, les jambes allongées sont en contact ; les bras sont le long du corps, paumes vers le sol. Expirez... Sur l'inspiration, écartez les bras du tronc en les laissant glisser sur le sol (coudes tendus) afin de les allonger derrière la tête ; la paume des mains est alors tournée vers le ciel. L'inspiration se termine lorsque les bras arrivent derrière la tête. Restez ainsi poumons pleins de 3 à

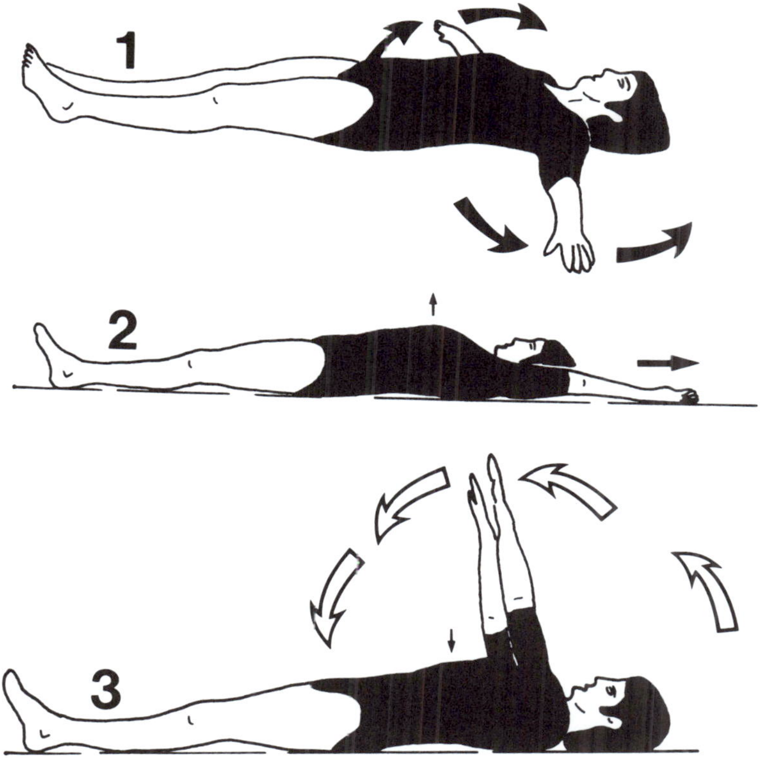

8 secondes. Puis, en expirant, redescendez-les *par le haut*. L'expir se termine lorsque la paume des mains touche le sol. Détendez-vous un peu (hanches, dos, nuque, épaules). Eventuellement, faites une respiration profonde avant de reprendre ce cercle. Effectuez au minimum 4 cercles.

Si vous désirez perfectionner cette posture, enchaînez les différents mouvements en marquant une courte pause poumons vides lorsque les bras sont le long du corps.

5. Le demi-Pont statique

Présentation : voici une posture de base du Hatha-yoga. Comme la précédente, elle est à classer parmi les postures d'ouverture. Il en existe de nombreuses variantes. Nous l'abordons ici dans une de ses versions statiques.

Effets : votre dos est puissamment mobilisé, ce qui en consolide sa musculature, ainsi que les cuisses et les fesses. La contraction musculaire au niveau lombaire, suivie de son relâchement, crée un renouvellement de sang et ainsi stimule les reins et les surrénales. Le retour au sol s'accompagne d'une sensation agréable dans tout le dos, signe d'une meilleure détente. Ainsi, les postures en avant sont-elles favorisées. Les lumbagos et autres lombalgies se trouvent améliorés. Il y a aussi stimulation des glandes thyroïdes et parathyroïdes.

Pour résumer, cette excellente posture amène stimulation et détente profonde. Prise correctement, elle évite la sacralisation des vertèbres lombaires.

Difficultés : elles sont nulles, chacun pouvant aborder la posture en fonction de ses propres possibilités.

Concentration : sur le dos ou sur le souffle.

Erreurs : lever et reposer trop brusquement les fesses empêchent une mobilisation correcte des vertèbres. Lever le menton dans l'attitude finale (ce qui cambre la nuque). Rapprocher les pieds rend la posture plus difficile et oblige l'adepte à tricher en écartant les genoux ou en soulevant un peu la plante des pieds. Avoir les pieds trop loin ou trop près des fesses : dans le premier cas, votre dos effectue un travail supplémentaire et se fatigue ; dans le second cas, le bassin a du mal à monter d'où contraction musculaire trop forte au niveau lombaire.

Description technique

Préparation : allongé sur le dos, les pieds à l'écartement de votre bassin osseux (environ 25 cm), les bras sont le long du corps, paume des mains au sol. Rentrez le menton et rapprochez les reins du sol.

Prise de posture : inspirez lentement. Une pause poumons pleins. A l'expir, repliez les jambes et venez poser les pieds à plat sur le sol à quelques centimètres des fesses. Les mollets (tibias) doivent être perpendiculaires au sol (important). Sur l'inspiration suivante, soulevez successivement les fesses, les reins, le milieu du dos et les omoplates en un mouvement lent et continu. Les épaules, la nuque, l'arrière de la tête restent bien sûr au sol. Le menton est bien rentré. Relâchez les bras et les épaules. L'effort doit être localisé dans le dos (surtout les lombes), les fesses, les cuisses. Le visage est détendu.

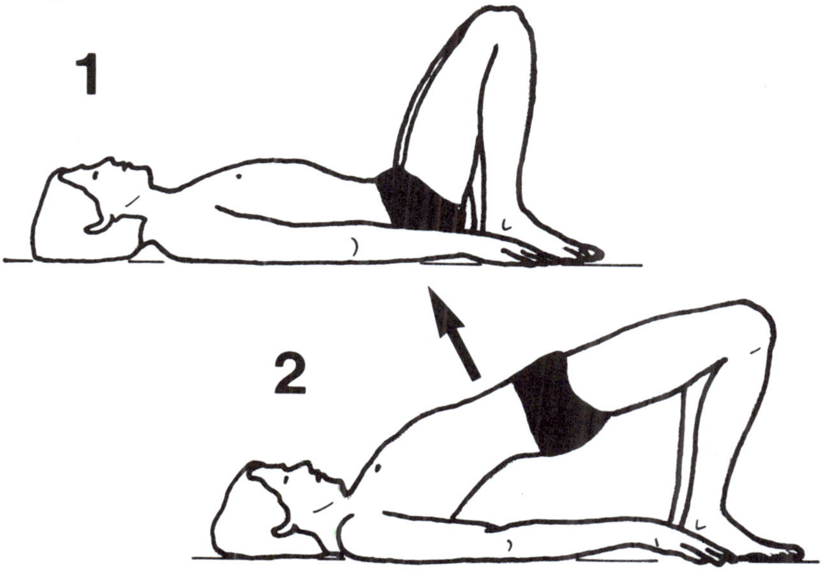

Restez ainsi de 4 à 6 respirations lentes, profondes (sans forcer) et rythmées. Le retour au sol se fait sur une expiration. Vous reposez d'abord les omoplates, puis le milieu du dos, les reins, les fesses en dernier. Si vous avez de la difficulté à déposer les fesses en dernier, ce qui est essentiel, vous pouvez, lors de ce retour au sol, soulever les talons et vous mettre ainsi en appui sur les orteils ; cela facilitera la décomposition de ce mouvement.

Puis, une fois le dos au sol, laissez en inspirant, les jambes s'allonger en cherchant à conserver les lombaires au sol le plus longtemps possible. Relâchez ensuite profondément sur l'expiration. Respirez...

6. La Jonque (Dolasana)

Présentation : vous allez continuer ce travail du dos amorcé par le *Demi-pont*. La *Jonque* complète en fait la posture du *Serpent*.

Effets : les mêmes que ceux du *Serpent,* en plus accentués. Il y a intensification du travail du dos au niveau lombaire. La zone lombaire (les reins et donc les surrénales) est tonifiée ; la zone dorsale est corrigée (cyphose). La détente qui suit l'exécution de la posture apporte un grand bien-être et une grande chaleur dans tout le corps.

Concentration : sur le dos au niveau des reins ou des dorsales : y sentir la chaleur qui s'y installe, et se concentrer sur la forme prise par votre corps.

Erreurs : lever trop haut les jambes au détriment du tronc ; écarter les pieds au risque d'avoir l'un plus haut que l'autre ; renverser la tête en arrière ; forcer.

Description technique

Préparation : allongé sur le ventre, les bras moyennement écartés du tronc, paumes des mains au sol, placez le bas du visage sur le sol et joignez vos jambes. Concentrez-vous sur votre dos. Expirez...

Prise de posture : sur l'inspir, levez la tête, le thorax, les bras et les jambes. Les bras sont parallèles au sol, le visage est détendu. Ne creusez presque pas la nuque. Dosez l'effort. Conservez la position de 3 à 6 respirations rythmées. Revenez au sol sur une expiration et adoptez une posture de relaxation. Effectuez alors 2 ou 3 respirations profondes puis laissez le souffle retrouver un rythme plus calme et plus léger. Eventuellement, recommencez une seconde fois.

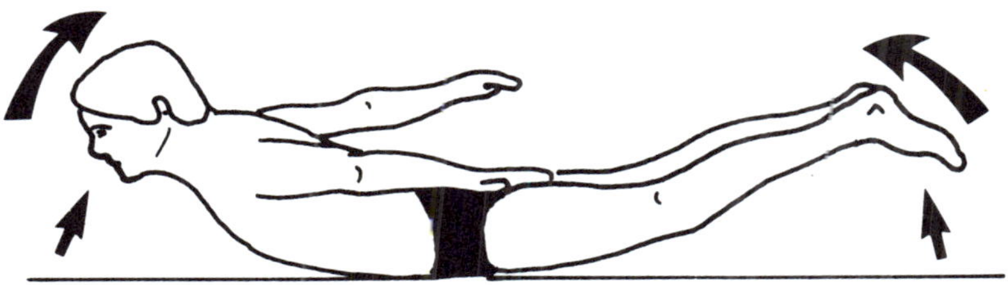

7. Le Chat et la Dévotion

Lorsque la respiration est redevenue calme, prenez la posture du *Chat* (3 à 6 respirations). Enfin enchaînez avec la *Dévotion* (8 respirations).

8. Relaxation

Durant cette relaxation, recherchez surtout vos points de contact avec le sol, puis prenez conscience de vos vêtements et de la couverture (si vous en avez une). Ensuite, soyez conscient des parties du corps en contact avec l'air (visage...). Enfin, observez le va-et-vient du souffle. Laissez-vous bercer par ce rythme. Entrez dans ce mouvement éternel (de 3 à 6 minutes). Pour revenir au mouvement, réamplifiez d'abord progressivement votre respiration. Remuez peu à peu toutes les parties du corps avant de vous étirer... comme un chat !

Quatrième séance

Elle commence par une relaxation. Après une journée fatigante, il est parfois nécessaire de débuter ainsi. Cela permet d'entamer les postures avec un corps reposé. **La relaxation est un des éléments fondamentaux de la séance de yoga.** Elle est à mettre au même niveau que le contrôle du souffle et la concentration.

1. Relaxation

Allongez-vous doucement. Fermez les yeux. Grâce à cette position à plat dos, ressentez déjà une certaine détente ; goûtez cette détente. Puis passez chaque partie du corps en revue. Commencez par les pieds ; sentez la détente qui s'y installe ; abandonnez-les à la pesanteur. Opérez de la même façon pour les mollets, les genoux, les cuisses, les fesses. Apportez une attention toute particulière aux hanches ; ces dernières conditionnent le bon relâchement des membres inférieurs. Si elles sont parfaitement relaxées, les pieds se tournent tout naturellement vers l'extérieur (plus ou moins selon la souplesse de l'articulation coxo-fémorale).

Pour une détente plus profonde, effectuez un mouvement « d'essuie-glaces » avec vos pieds en insistant sur l'inclinaison extérieure des orteils. Il est, par la suite, préférable d'obtenir ce relâchement en conservant la plus totale immobilité.

Continuez avec les mains… les avant-bras… les coudes… le

haut des bras... les épaules. Ces dernières sont également le lieu de fortes tensions tout au long d'une journée. Si nécessaire, n'hésitez pas à les faire bouger par un mouvement de rotation afin d'y dissoudre les tensions musculaires. Puis, laissez-les tomber lourdement.

Passez ensuite au bas du dos, au milieu du dos... aux omoplates... à la nuque... au cuir chevelu... au visage (front et tempes, sourcils et paupières, joues et lèvres)... à la bouche (mâchoires et langue), à la gorge... au thorax... à l'abdomen.

Souriez intérieurement... Ecoutez votre corps... Sentez votre corps bien en contact avec le sol. Goûtez cette sensation d'être porté par le sol (1 à 3 minutes). Puis, ayez conscience de votre souffle (1 à 3 minutes).

2. Le Crocodile en dynamique (seconde variante)

Présentation : cette variante demande à votre corps un effort plus important. Il est nécessaire que vos bras restent relaxés durant toute la posture.

Description technique

Préparation : allongé sur le dos, les bras moyennement écartés, paumes des mains au sol ; les jambes sont réunies. Puis, posez le talon gauche sur les orteils du pied droit (sur le dessous des orteils, côté pulpe).

Prise de posture : expirez longuement... Rétention poumons vides. A l'inspir, tournez les pieds vers la droite en soulevant la fesse gauche et la partie gauche du dos. Le pied gauche se rapproche du sol et le touche peut-être si votre colonne est suffisamment souple. Le visage, pendant la torsion, s'est tourné à gauche. Les épaules et les bras restent détendus. L'épaule gauche est toujours

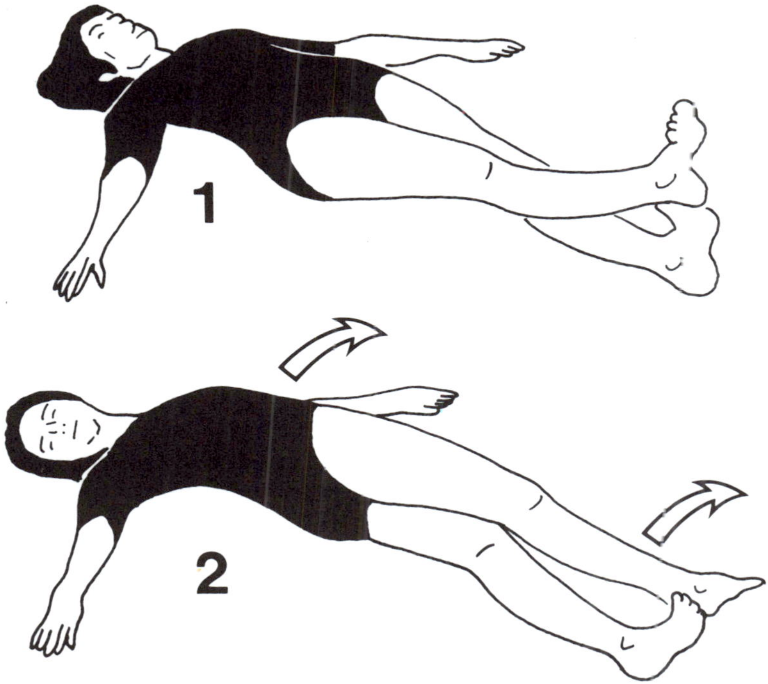

en contact avec le sol. Restez poumons pleins (3 à 6 secondes). En expirant, ramenez les pieds et la tête vers le centre. A l'inspiration suivante, tournez les pieds vers la gauche (visage à droite). Relaxez l'épaule droite. Une pause poumons pleins… Revenez sur l'expir.

Recommencez deux autres fois ce double mouvement avec le même rythme, la même lenteur, la même concentration. Puis, relaxez-vous quelques instants (les deux pieds au sol) avant de prendre la posture avec cette fois le pied droit sur les orteils du pied gauche. Ici, la première torsion est à gauche. Lors de ces torsions, localisez l'effort dans votre dos.

3. Respirations complètes (à plat dos)

Description technique : placez vos mains dos à dos à la hauteur du bas-ventre, les doigts dirigés vers les jambes. Sur une longue inspiration, laissez glisser les mains le long du ventre (inspiration abdominale), le long du thorax (inspiration thoracique), puis au-dessus du visage (inspiration claviculaire). Vous êtes alors poumons pleins ; allongez les bras dans le prolongement de la tête (les mains se séparent). Lorsque vous ressentez le besoin d'expirer, redescendez les bras par les côtés (latéralement) ou par le haut. Reprenez au moins 3 fois en ayant soin que vos mains accompagnent bien le mouvement de la respiration.

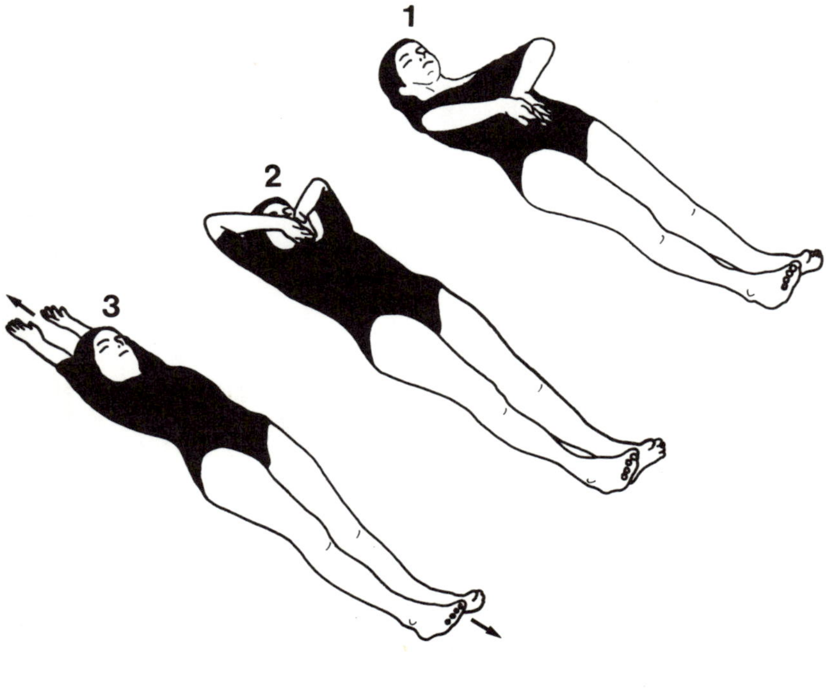

4. Le Voilier

Présentation : il existe de très nombreuses postures appelées *Naukasana. Nauka* est traduit par barque, bateau. Toutes ces postures ont pour but de tonifier la sangle abdominale. Il en existe de très difficiles et d'autres plus abordables. Avec un peu d'imagination, ce voilier est donc composé d'un mât (la jambe levée), de voiles (les bras) et d'une coque (le tronc).

Effets : tonification des muscles abdominaux. Soulagement des lombalgies et autres douleurs du bas du dos. Stimulation des intestins avec répercussion sur le transit intestinal. D'après les yogis, le système nerveux est renforcé.

Difficultés : liées à la faiblesse des muscles abdominaux.

Concentration : sur la zone des reins, ou sur le souffle.

Erreurs : soulever les reins du sol. Cette variante existe mais doit être réservée aux personnes ayant plus de pratique. Rejeter la tête en arrière au lieu de rentrer le menton. Crisper le visage (dépense d'énergie). Trop plier les genoux, ce qui diminue notablement les effets de la posture.

Description technique

Préparation : allongé sur le dos, les jambes en contact, les bras le long du corps, vous respirez calmement.

Prise de posture :

1re phase : inspirez lentement… pause poumons pleins… En expirant, tout en levant la tête et les épaules, repliez le genou droit vers la poitrine. Poumons vides, saisissez le mollet ou la cheville. En inspirant, dépliez la jambe vers le ciel en étirant le genou (doucement). Décollez la jambe gauche, placez-la au ras du sol (1 ou 2 cm) ; la jambe droite est autant que possible perpendiculaire au sol. Gardez cette posture de 3 à 6 respirations.

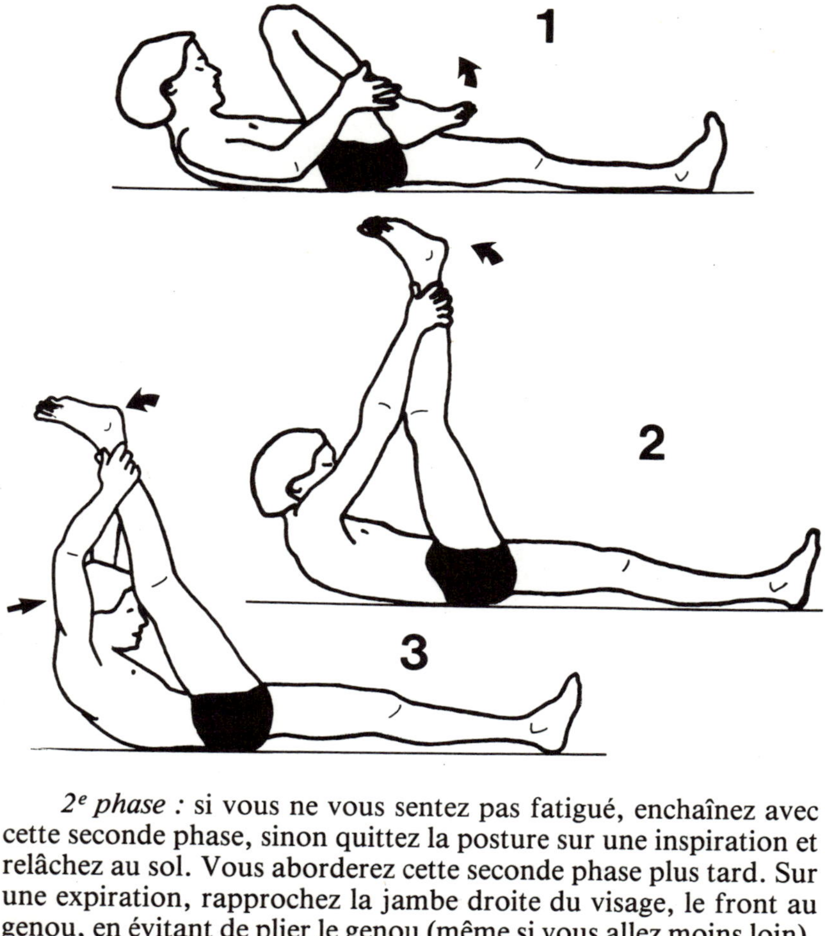

2ᵉ phase : si vous ne vous sentez pas fatigué, enchaînez avec cette seconde phase, sinon quittez la posture sur une inspiration et relâchez au sol. Vous aborderez cette seconde phase plus tard. Sur une expiration, rapprochez la jambe droite du visage, le front au genou, en évitant de plier le genou (même si vous allez moins loin). Respirez bien, 3 à 6 fois, avant de reposer sur une inspiration. De retour au sol, faites quelques grandes respirations, en relâchant un peu plus à chaque expiration. Puis, effectuez la pose avec l'autre jambe.

5. Dolasana (la Jonque)

Pour les effets et les difficultés, reportez-vous à la troisième séance. La variante suivante intensifie le travail du dos, notamment au niveau des omoplates.

Description technique

Préparation : allongé sur le ventre, les jambes jointes, le bas du visage est en appui sur le sol. Posez les mains sous le cou, superposées ou simplement les majeurs en contact. Ayez à la fois conscience de votre dos que vous détendez et de votre respiration que vous ralentissez.

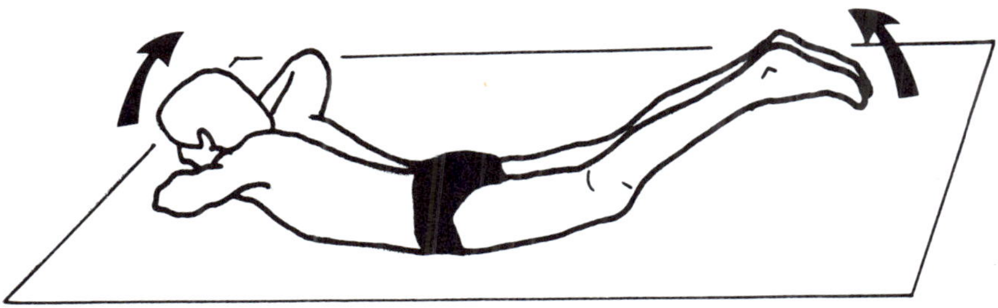

Prise de posture : sur une inspiration, levez la tête, le buste, les bras, les jambes (sans forcer). Il est préférable de monter moins haut bras et jambes et de maintenir la pose plus longtemps. Maintenez la double intériorisation demandée lors de la préparation. Respirez calmement au moins 4 à 6 fois avant de reposer sur une expiration. Adoptez alors la posture de détente (à plat ventre) la plus agréable pour vos bras, vos jambes et votre nuque. Respirez profondément et sentez l'espace entre le ventre et le sol (au moins 30 secondes).

6. Le Chat

Variante : une fois dans la posture, au lieu de conserver les mains à plat sur le sol, prenez appui sur le bout des doigts (comme un chat qui sort ses griffes). Cela intensifie le travail du dos et accentue l'assouplissement de la colonne vertébrale.

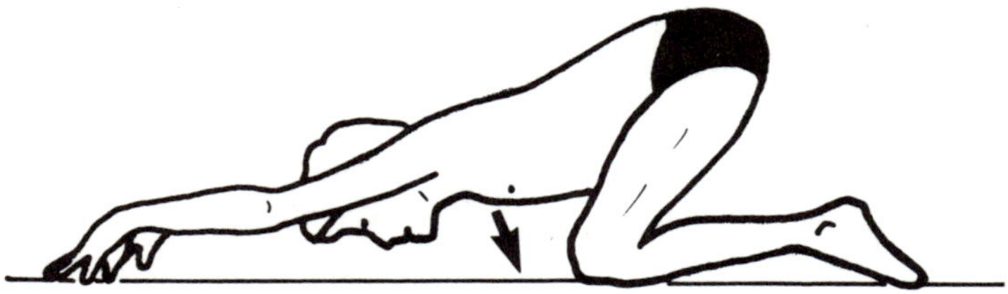

7. La Dévotion

Quelques minutes...
Ayez conscience de l'espace entre le ventre et les cuisses.

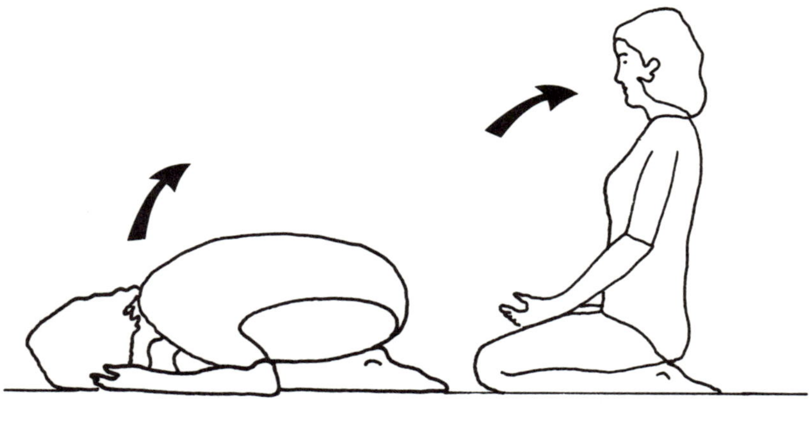

8. Le Diamant

Sentez la détente physique et mentale.

9. Le Cadavre (relaxation)

Prenez conscience de votre corps de la façon suivante : pouce de la main droite, index, majeur, annulaire, auriculaire, paume de la main, dessus de la main, poignet, avant-bras, coude, haut du bras, épaule, flanc droit, taille, hanche droite, cuisse droite, genou, mollet, cheville, talon, plante du pied, dessus du pied, gros orteil, second orteil, 3e, 4e, 5e. Même chose pour le côté gauche du corps à partir du pouce jusqu'au 5e orteil. Puis les fesses, les reins, le milieu du dos, les omoplates, la nuque. Sentez le bas-ventre, l'abdomen, le thorax, le cou, l'intérieur de la gorge. Sentez la langue, les mâchoires, les lèvres, le menton, les joues, les paupières, les yeux, les sourcils, l'espace entre les sourcils, les tempes, le front, le cuir chevelu.

Ayez ensuite conscience de tout votre corps (détendu et immobile) et de votre respiration (calme et légère)... Visualisez un océan calme et bleu... Regardez et écoutez cet océan... Laissez-vous imprégner par le calme et le bleu de cet océan... Lorsque vous désirez retrouver le mouvement, prenez d'abord conscience de l'énergie qui entre en vous à chaque inspiration...

Cinquième séance

1. Le Diamant

30 secondes environ.

2. La Dévotion

1 ou 2 minutes.

Durant ces deux postures, intériorisez-vous « dans » votre colonne vertébrale.

Après vous être redressé dans la posture du *Diamant,* placez les mains (ou le bout des doigts) sur le sol de chaque côté des jambes, retournez les orteils (pulpe contre le sol) et levez-vous doucement.

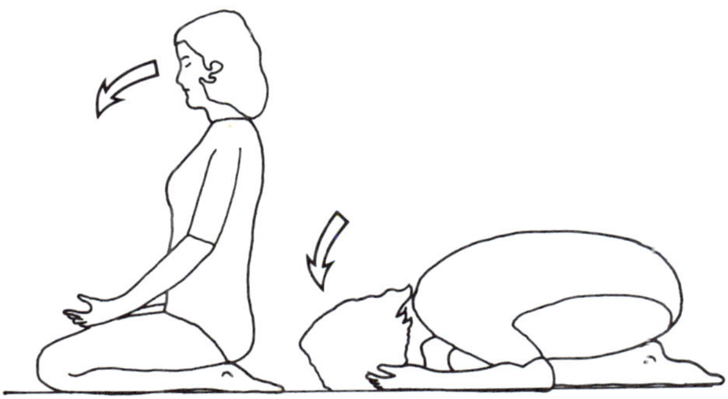

3. La Flèche

La *Flèche* est la posture la plus simple qui puisse se concevoir. Elle constitue la première phase de la *Salutation au Soleil* qui en comporte une douzaine. Malgré son apparente simplicité, elle est très utile et réclame beaucoup d'attention.

Effets : elle provoque l'étirement des muscles des bras, des épaules, du dos et de l'abdomen. Elle allonge merveilleusement bien la colonne vertébrale et permet de prendre conscience de ses différentes courbures. Elle a un effet tonique.

Difficultés : elles sont étroitement liées, d'une part au manque de souplesse des épaules, d'autre part à une mauvaise appréciation de la colonne vertébrale.

Concentration : sur l'étirement des muscles, notamment ceux qui sont rattachés aux vertèbres.

Erreurs : cambrer les reins, renverser la tête en arrière.

Description technique

Préparation : debout, les pieds sont joints ou écartés d'un centimètre seulement. La plante des pieds est bien en contact avec le sol. Joignez les mains, paume contre paume, pouces croisés, devant la poitrine. Respirez calmement.

Prise de posture : expirez en pressant les mains l'une contre l'autre. En inspirant, levez les mains et venez les placer juste au sommet de la tête. Ecartez bien les coudes. Expirez... Sur une seconde inspiration, poussez les doigts vers le ciel pour étirer les coudes et les bras (ceux-ci se rapprochent de la tête). En fin d'inspiration, rentrez le ventre (pour décambrer les « reins ») et le menton (pour que la nuque soit dans le prolongement du dos). Restez dans cette attitude de 3 à 6 secondes poumons pleins puis, sur une

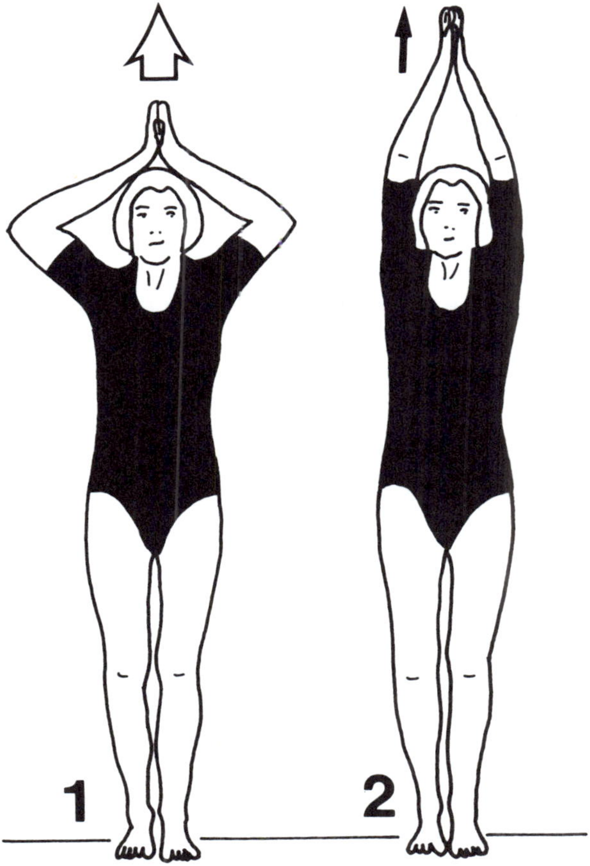

seule expiration, redescendez vos mains devant la poitrine. Effectuez alors une respiration profonde avant de reprendre cette posture au moins deux fois.

4. L'Arbrisseau

L'*Arbrisseau* est avant tout une posture d'équilibre. Les variantes sont nombreuses et nous abordons ici la plus simple.

Effets : la recherche de l'équilibre physique amène automatiquement un meilleur équilibre nerveux et psychique. Cette posture augmente le pouvoir de concentration. Enfin, elle fortifie la musculature des pieds.

Difficultés : elles proviennent d'un manque de concentration, d'une mauvaise respiration ou d'une faiblesse musculaire des jambes.

Concentration : se concentrer à la fois sur un point sur le sol à environ 1,50 m et sur le bruit interne de la respiration.

Erreurs : fermer les yeux.

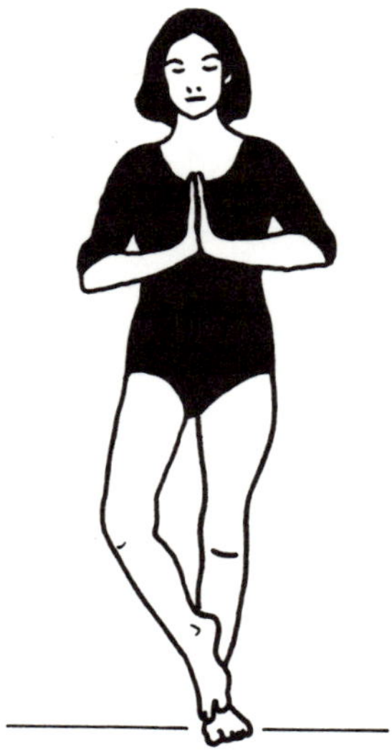

Description technique

Préparation : debout, placez le poids du corps sur la jambe gauche. Appuyez bien toute la plante de ce pied sur le tapis. Fixez un point sur le sol. Respirez consciemment (en *Ujjayi*).

Prise de posture : sans quitter ce point de concentration, venez placer les orteils du pied droit sur le dessus du pied gauche (le genou droit est alors légèrement fléchi). Joignez les mains devant la poitrine. Respirez calmement au moins 6 fois. Faites attention à bien étirer la colonne vertébrale (sans cambrer), la taille, l'abdomen. Puis, reposez le pied sur le sol. Relâchez la jambe gauche. Effectuez ensuite la pose avec la jambe droite en appui.

5. Le Cadavre

Après l'*Arbrisseau,* vous avez croisé vos jambes pour vous asseoir et avez alors déroulé votre colonne vertébrale au sol. Dans cette posture de relaxation, restez à l'écoute des sensations de chaleur qui viennent de votre corps. Commencez par les pieds, puis les mollets, les cuisses, les hanches, les fesses, le dos, les mains, les avant-bras, les épaules, l'abdomen, le thorax, le cou, la nuque, le visage. Puis, soyez conscient de la totalité de votre corps, immobile et détendu.

6. Respirations rythmées

Allongé sur le dos, pratiquez la respiration complète en adoptant le rythme suivant : inspiration : 6 secondes - poumons pleins : 1 seconde - expiration : 6 secondes - poumons vides : 1 seconde. Comptez mentalement et respirez en *Ujjayi.* Pratiquez cette respiration rythmée 3 minutes environ.

7. **L'étirement en X** (à plat dos)

Sur une inspiration, allongez vos deux bras derrière la tête. Ecartez vos mains de 80 cm environ. Séparez vos pieds de la même largeur. Le bras droit est alors dans le prolongement de la jambe gauche, et *vice versa*. Sur une inspiration, étirez-vous des doigts de la main droite au talon gauche (les autres membres restent relaxés). Maintenez l'étirement poumons pleins ; relâchez lorsque vous désirez expirer. Effectuez la même chose avec l'autre diagonale. Puis, après avoir rapproché bras et jambes, étirez-vous depuis les 10 doigts jusqu'aux 2 talons. Après ces étirements, massez quelques instants le visage (surtout le pourtour des yeux).

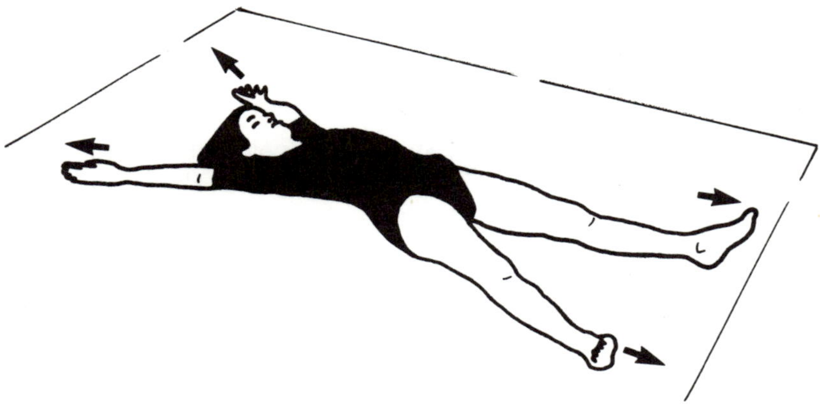

8. Pavanamuktasana en dynamique

Présentation : c'est la même posture que celle expliquée lors de la première séance, mais exécutée en dynamique, le souffle retenu. Ce temps d'arrêt poumons vides doit être dosé (2 à 6 secondes). Pour réaliser cette rétention à vide, il est important d'utiliser le minimum de muscles lors de l'exécution de la pose. Ne forcez pas et surtout restez à l'écoute de votre corps et de ses possibilités.

Description technique : allongé sur le dos, jambes allongées et jointes.

Inspiration : tendre le talon droit.

Expiration : fléchir le genou droit sur la poitrine (entrelacez les doigts autour de ce genou).

Inspiration : conscience du massage de l'abdomen.

Expiration : lever la tête la tête, rapprochez-la du genou.

Une pause poumons vides... Reposez au sol en inspirant. Relâchez profondément en expirant. Faites ensuite une respiration profonde. Détendez quelques instants. Puis, effectuez la posture avec la jambe gauche, ensuite avec les deux jambes. Faites attention à ne pas cambrer les reins.

Variante : soulevez la jambe qui reste allongée (pied et cheville détendus).

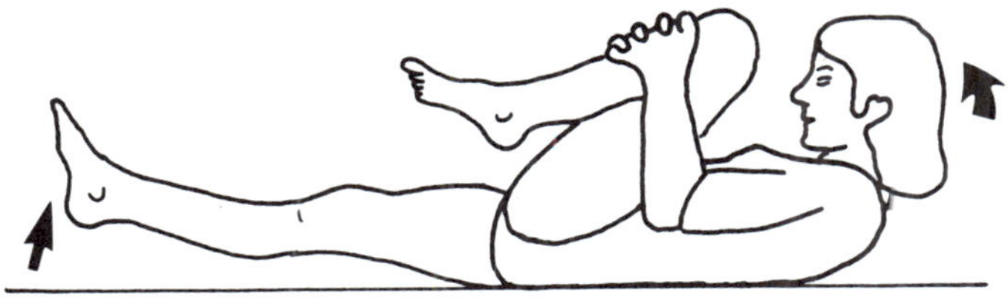

9. Le demi-Pont statique (Ardha-Setuasana) et l'étirement de l'Ouest

Présentation : pour le *demi-Pont,* reportez-vous à la troisième séance. Dans cette variante, la sensation d'ouverture est plus nette. L'*Etirement de l'Ouest,* outre l'assouplissement qu'il occasionne au niveau vertébral, tonifie de nombreux muscles (abdominaux, vertébraux...) et permet de mieux appréhender le schéma de la colonne vertébrale et de rectifier une mauvaise courbure lombaire.

Description technique

Préparation : allongé sur le dos, écartez les pieds de la largeur de votre bassin osseux (20 à 30 cm) ; la paume des mains est appuyée sur la face antérieure des cuisses (le dessus). Rentrez le menton.

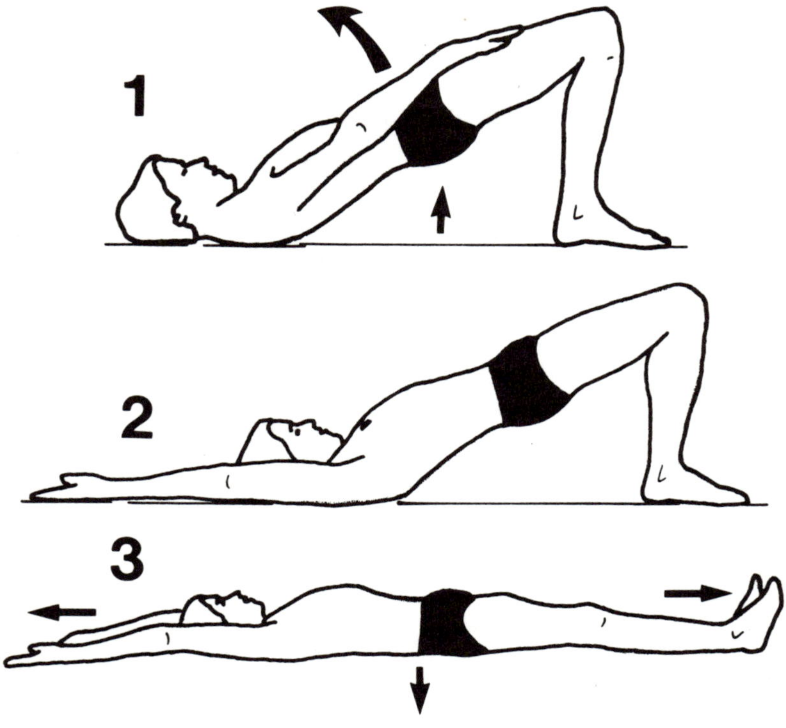

Prise de posture : inspirez lentement... Retenez l'air quelques secondes... En expirant, fléchissez les genoux et posez les pieds à plat, talons près des fesses (à 5 cm environ) en maintenant leur écartement initial.

Lors de l'inspiration suivante, soulevez les fesses et le dos. Evitez de contracter les bras ou les épaules. Les mains sont toujours sur les cuisses. Localisez l'effort dans le dos, les cuisses et les fesses. Respirez calmement au moins 3 fois. Puis, sur une inspiration, soulevez les bras et allongez-les derrière la tête, sur le sol. Maintenez cette seconde position de 3 à 6 respirations. Sur une longue expiration, reposez votre colonne vertébrale, vertèbre après vertèbre. Une fois le bassin au sol, conservez les « reins » bien appuyés contre le tapis. En inspirant lentement et en gardant ce contact des « reins » avec le sol, laissez la jambe droite s'allonger. En inspirant à nouveau, allongez la jambe gauche.

Vous êtes dans la posture de l'*Etirement de l'Ouest,* où bras et jambes s'étirent et où toute la colonne vertébrale doit être en contact avec le tapis. Restez ainsi en respirant de 3 à 6 fois. Et, sur une expiration, redescendez les bras le long du corps et relaxez-vous profondément en faisant quelques grandes respirations si vous en ressentez le besoin.

N.B. : lorsque vous montez les fesses et le dos pour le *demi-Pont,* vous pouvez soulever un peu la tête afin que votre nuque se place mieux sur le sol. La tête se replace d'elle-même sur le tapis lorsque le dos est suffisamment levé.

10. Dolasana (la Jonque)

1/2 posture + posture complète.

Description technique

Sur le ventre, écartez moyennement vos bras ; la paume des mains est contre le sol.

Ralentissez le souffle. Ayez bien conscience de votre corps. Sur une inspiration, levez la tête, le buste, les bras et la jambe droite. Maintenez les bras à l'horizontale. Respirez calmement au moins 4 à 6 fois avant de reposer sur une expiration.

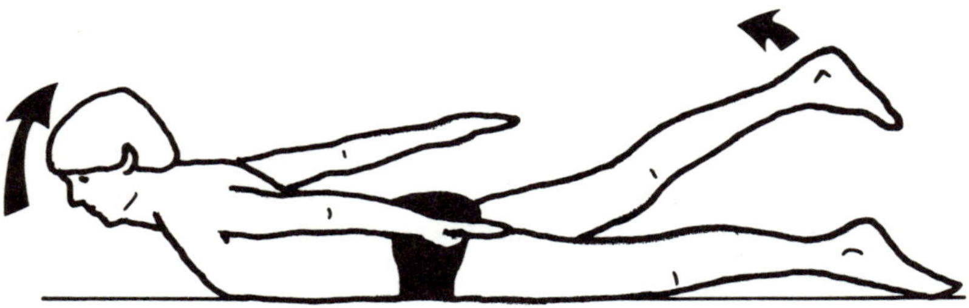

Détente à plat ventre : repliez les bras et venez superposer vos mains de telle façon que votre visage puisse reposer sur elles (30 secondes minimum). Effectuez la posture en levant la jambe gauche avec la même lenteur et la même conscience que pour le premier côté (essayez de conserver la pose le même laps de temps).

Nouvelle détente à plat ventre avant de prendre la posture complète, les deux bras et les deux jambes levés. Comme variante, vous pouvez allonger les bras en avant, en forme de V.

11. Le Chat

Une fois cette position prise, au lieu de conserver les mains à plat, mettre le bout de vos doigts en appui sur le sol (voir séance précédente) : 3 à 6 respirations.

12. La Dévotion et le Diamant

En *Dévotion,* assistez au relâchement du dos et des épaules ; en *Diamant* soyez conscient du calme et de l'énergie qui sont en vous.

Conservez chacune de ces deux positions de une à trois minutes.

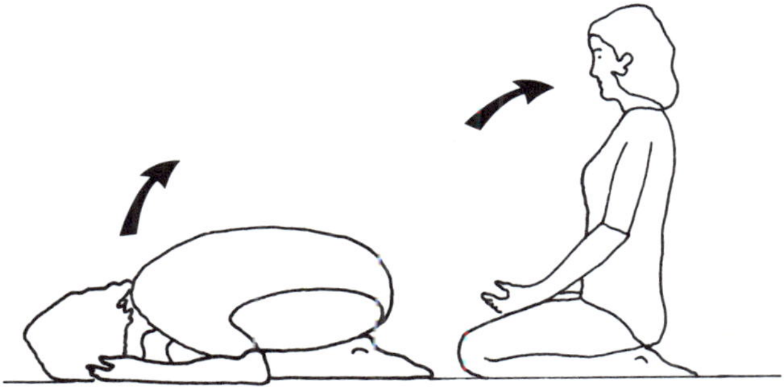

13. Relaxation (le Cadavre)

Après vous être bien installé, fermez les yeux. Laissez venir une grande inspiration... Sur l'expiration sentez toutes les tensions ou les fatigues — pouvant encore exister en vous — s'évanouir.

Développez la **sensation de détente :** détente des pieds, des mollets, des cuisses ; détente des mains, des avant-bras, des bras ; détente des hanches, du dos, des épaules ; détente de l'abdomen, du thorax, du cou ; détente de la bouche, du visage, du cuir chevelu. Observez l'état obtenu.

Développez la **sensation de légèreté :** légèreté du corps, grâce au relâchement musculaire... légèreté respiratoire... Pour cela, laissez votre souffle aller librement et devenir naturellement de plus en plus ténu.

Développez la **sensation de calme :** calme physique, grâce à l'absence de tensions et de gestes parasites... calme respiratoire, le souffle ayant retrouvé un rythme naturel ; calme mental, grâce à une attention juste...

Soyez enfin conscient de ces trois sensations de détente, de légèreté et de calme.

Lorsque vous reprenez le mouvement (et que vous désirez vous étirer ou faire quelques gestes), maintenez en vous ces trois sensations et conservez-les le plus longtemps possible. A chaque instant de la vie quotidienne essayez de les retrouver.

Sixième séance

1. Relaxation

Allongez-vous doucement sur le sol. Choisissez bien l'ouverture des bras et des jambes. Rentrez légèrement le menton… Lâchez prise… Faites comme si vous n'aviez plus aucun muscle… Abandonnez votre jambe droite à la pesanteur… votre jambe gauche… Abandonnez votre bras droit… votre bras gauche… Abandonnez votre tronc à la pesanteur… votre tête… Laissez votre respiration se faire seule.

Votre seul « effort » est de rester attentif et conscient (le tout doit durer 5 minutes environ). Puis, doucement, remuez les doigts, les pieds… Etirez-vous si vous en ressentez le besoin et massez quelques instants votre visage.

2. Respirations rythmées

Posez la paume des mains sur le dessus des cuisses et, sur une expiration, levez la tête et le dos, afin de vous asseoir.

Prenez un coussin assez ferme ou bien repliez une couverture en quatre (ou plus). Asseyez-vous sur la partie avant de ce coussin. Croisez les jambes en tailleur ou simplement placez vos pieds l'un devant l'autre. Les mains en appui sur le sol (ou le bout des doigts) ; redressez bien votre dos afin d'en étirer la colonne vertébrale. Basculez *très légèrement* le buste en avant. Rentrez un peu le menton tout en repoussant la nuque vers l'arrière. Posez les mains sur les genoux ou l'une sur l'autre (la droite sur la gauche) dans le giron. Fermez doucement les paupières...

Ayez conscience de cette position... Détendez le visage (notamment l'espace entre les sourcils), l'intérieur de la bouche (les mâchoires sont desserrées), les épaules, les mains, les hanches.

Ayez conscience de votre respiration naturelle... Ralentissez peu à peu votre souffle. Rendez-le plus profond, plus complet, toujours progressivement. Effectuez 7 respirations complètes. Celles-ci doivent être faites avec le contrôle des muscles abdominaux. Cela empêche le ventre de ballonner et maintient en place les viscères. Le problème n'existe pas lorsque vous êtes allongé sur le dos car la pesanteur maintient les organes en place.

Vous devez donc contracter légèrement les muscles du ventre à l'inspir, poumons pleins, à l'expir et poumons vides. Au début, vous ressentirez probablement une gêne, voire même une limitation. Puis, peu à peu, vous vous rendrez compte qu'avec ce contrôle musculaire, la respiration prend plus d'ampleur et devient plus efficace. De nombreux yogis insistent énormément sur ce contrôle qui intensifie le massage abdominal et provoque un plus grand dynamisme.

Introduisez, lors de cette respiration complète, l'un des rythmes suivants en prenant, comme unité pour le décompte des temps, la seconde ou le battement cardiaque :

Inspiration	**Poumons pleins**	**Expiration**	**Poumons vides**
7	2	7	0
8	2	8	1
6	3	6	3
10	4	10	2

Le rythme, élément essentiel de la séance de yoga, mériterait à lui seul un livre entier. Ses effets sur le mental, le psychisme et les nerfs sont quasi miraculeux pour celui qui le pratique régulièrement. Il **est une des clefs de notre évolution intérieure.**

3. Nadi-Sodhana

Avec *Nadi-Sodhana,* nous abordons un **prânayama.** *Prâna* c'est l'énergie (contenue aussi bien dans l'air que dans les aliments), *yama* veut dire contrôle. Ce contrôle de l'énergie commence par un exercice aussi simple qu'efficace : *Nadi-Sodhana.* Les *nadis* sont des « canaux » situés dans notre corps à l'intérieur desquels circule l'énergie. *Sodhana* signifie purification. Il est important de purifier ces *nadis* (que l'on peut comparer aux méridiens de l'acupuncture) pour que l'énergie circule parfaitement et que son courant soit équilibré. Comme de nombreux prânayamas, *Nadi-Sodhana* est tonifiant.

En *Tailleur* ou en *Diamant,* redressez bien votre dos. Placez l'index et le majeur de la main droite sur le front (au milieu) ; le pouce se trouve au niveau de la narine droite, l'auriculaire au niveau de la narine gauche. Plaquez votre bras droit contre le thorax et abaissez bien l'épaule, afin que celle-ci ne se fatigue pas durant l'exercice. La main gauche est posée sur le genou ou la cuisse. Fermez les yeux…

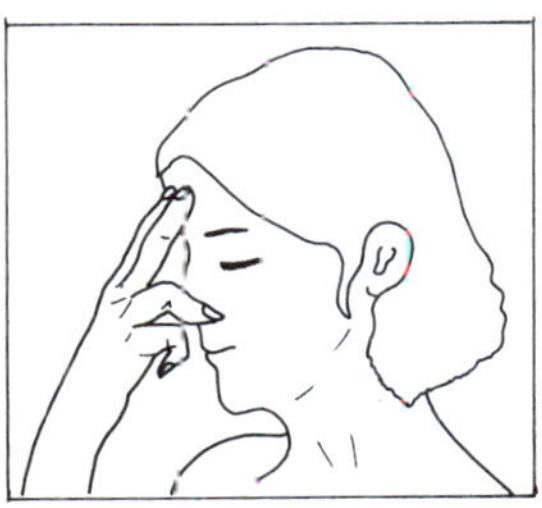

Expirez par les deux narines... puis bouchez la narine droite avec le pouce et inspirez par la narine gauche tout en comptant mentalement (en utilisant comme unité de temps l'une de celles proposées à l'exercice précédent) pour connaître la durée de cette phase respiratoire. L'inspiration terminée, obturez la narine gauche sans précipitation et dégagez la narine droite afin d'expirer par celle-ci (là aussi en comptant mentalement). Cette expiration étant terminée, inspirez par la même narine. Obturez la narine droite quand l'inspir est effectué, et libérez la narine gauche pour l'expiration. Pour ces deux phases respiratoires n'oubliez pas de compter. Cela est très important car il est nécessaire que l'inspiration et l'expiration soient d'égale durée.

Au cours de ce *prânayama,* conservez le même rythme. Ne modifiez la durée des phases respiratoires qu'à la séance suivante et toujours en observant attentivement les réactions de votre organisme. Ne marquez pas de pause poumons vides. Une courte pause poumons pleins s'installe d'elle-même lors du changement de narine, mais elle ne doit pas être supérieure à deux secondes.

Effectuez quatre cycles et augmentez d'un chaque semaine à raison de trois séances hebdomadaires au moins (1).

Pendant tout l'exercice, concentrez-vous sur les narines afin d'y sentir l'air et d'y visualiser l'énergie qui y pénètre. Au bout d'un certain temps de pratique, vous pouvez perfectionner ce *prânayama* en visualisant cette énergie d'une couleur bleue, violette ou jaune. A l'inspir, elle pénètre par la narine, à l'expir vous la dirigez soit dans votre corps tout entier où elle exerce son action régénératrice, soit dans une partie bien précise (organe, membre, glande...) que vous désirez soigner tout particulièrement. Vous alliez ainsi la puissance de l'énergie à celle de la pensée.

---

1. Le cycle est composé de l'inspiration par la narine gauche, de l'expiration par la narine droite, de l'inspiration par la narine droite puis, enfin, de l'expiration par la narine gauche.

Pratiquez régulièrement *Nadi-Sodhana* et vous découvrirez que, malgré son étonnante simplicité, cette respiration alternée est d'un grand recours dans de nombreuses affections.

N.B. : ne pas respirer en *ujjayi* (important).

4. Le Héros et la Montagne

Présentation : en Inde, il est fréquent que des postures très différentes les unes des autres portent le même nom. Cela est dû au fait qu'il existe dans ce pays de nombreuses écoles de yoga séparées parfois de plusieurs milliers de kilomètres. Chacune de ces écoles possède sa propre façon d'enseigner, de concevoir les postures... De plus, au fil des années, les yogis ont inventé de nouvelles postures, leur ont donné des noms que d'autres yogis en d'autres lieux avaient déjà utilisés pour des asanas différents.

C'est le cas pour l'asana du *Héros* que les adeptes occidentaux connaissent bien. Le *Héros* est une posture où l'on glisse une jambe sous l'autre, le talon de chaque pied étant placé en contact avec la hanche opposée.

Mais celle que nous vous proposons ici (qui porte le nom de *Veerasana* (2) est une pose de méditation qui n'a rien à voir avec celle que nous venons de mentionner.

Effets : en tant que posture de méditation, elle apporte calme et stabilité intérieure. Au niveau des articulations, ce sont les hanches qui tour à tour sont assouplies. Ainsi, cette pose facilite la prise des asanas tels que le *Tailleur, Pavanamuktasana*...

Difficultés : elles sont directement liées à l'état de vos hanches.

---

2. *Veerasana :* Héros.

Erreurs : écarter le pied de la fesse ; placer la face interne de ce pied contre le sol au lieu de poser la face supérieure (plante du pied vers le ciel).

Concentration : sur la posture ou sur la hanche sollicitée afin d'en détendre ses ligaments.

Description technique

Prise de posture du Héros : assis (sans coussin), allongez vos jambes. En expirant, repliez votre jambe gauche et placez la plante du pied gauche contre la face interne de la cuisse droite. Le genou gauche « tombe » latéralement. Sur une nouvelle expiration, repliez votre jambe droite et disposez le pied droit à l'extérieur de la fesse droite (plante vers le ciel). En position finale, le pied gauche est toujours en contact avec la cuisse droite. Posez les mains sur les genoux (ou les cuisses) homologues, paumes vers le

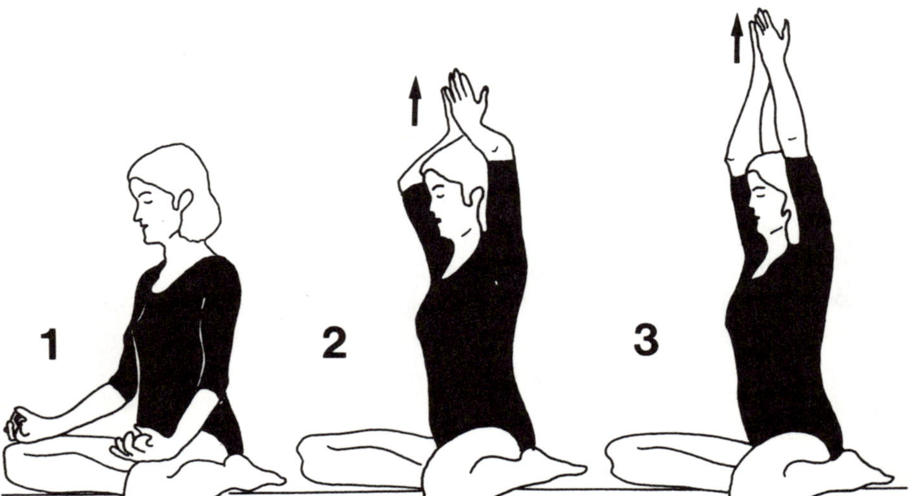

haut. Cherchez à détendre la hanche droite afin que la fesse — certainement surélevée — se rapproche du sol. Laissez agir le poids de votre corps (30 secondes au moins pour cette première phase).

Prise de posture de la Montagne : joignez les mains devant la poitrine. Expirez... En inspirant, montez les mains afin de les placer au sommet de la tête. Expirez alors en tirant doucement les coudes en arrière. Sur une seconde inspiration, étirez les bras vers le ciel. Restez ainsi 3 à 6 respirations, concentré sur l'étirement de votre tronc.

Redescendez vos mains devant la poitrine lors d'une expiration. Reposez-les sur les genoux. Soyez à l'écoute de votre corps.

Effectuez, bien entendu, la pose en inversant la position des jambes. Puis, allongez-vous à plat dos et relaxez-vous quelques instants.

5. Le Bâton (allongé)

Présentation : posture simple en apparence, le *Bâton* demande une certaine tonicité musculaire. Ce *Bâton* en position allongée — comme tous ses frères — exige de notre colonne vertébrale de former une ligne droite. C'est un asana d'ouverture dynamisant. Il peut être pratiqué en statique ou en dynamique indifféremment.

Effets : le *Bâton* corrige les déviations vertébrales et a donc de nombreuses répercussions psychologiques. Il tonifie, tout en provoquant une sensation de bien-être et de calme. Les abdominaux sont les principaux muscles tonifiés et ce, de façon remarquable, avec répercussion sur les organes de la digestion et les intestins.

Difficultés : le déploiement de la (ou des) jambe (s) vers le haut est tributaire d'une bonne souplesse de la hanche. Conserver reins et nuque contre le sol — ce qui est le but de l'asana — est la seconde difficulté liée, bien sûr à la première et à la faiblesse musculaire.

Erreurs : vouloir tendre à tout prix le genou ; lever le menton ; pointer les orteils.

Concentration : sur l'étirement musculaire, ou sur le contact colonne vertébrale/sol.

Description technique

Préparation : allongé sur le dos, les jambes en contact, placez les bras le long du corps, paumes contre le sol. Rentrez le menton. Respirez lentement...

Prise de posture : en inspirant, levez doucement vos bras pour les allonger derrière la tête. Une pause poumons pleins. Sur

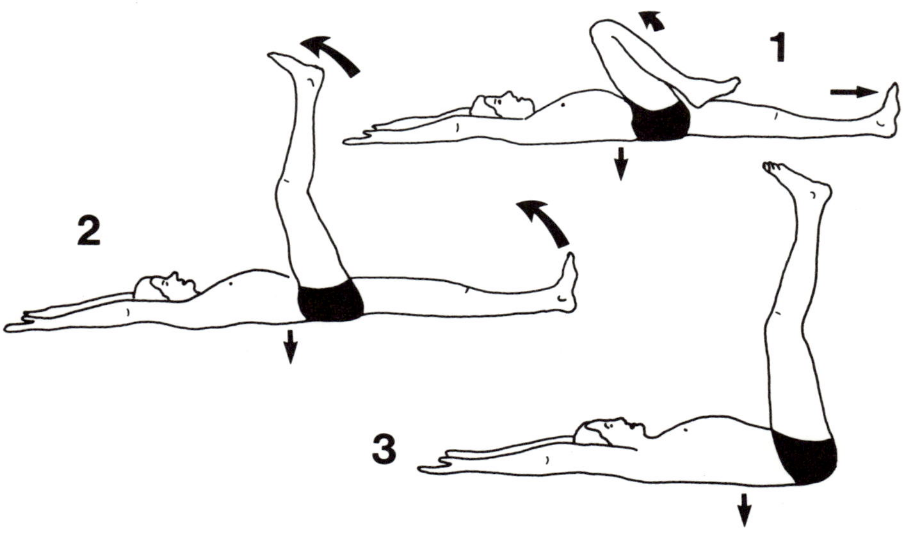

l'expiration, repliez le genou droit vers la poitrine en veillant à bien plaquer les « reins » au sol. Puis, en inspirant, dépliez très lentement la jambe droite vers le ciel. Ne cherchez pas à tendre le genou mais essayez de conserver coûte que coûte la cuisse un peu inclinée vers l'abdomen (c'est-à-dire presque perpendiculaire au sol). Rentrez bien le menton. Tendez le talon gauche. Respirez lentement et profondément 3 à 6 fois. Sur une expiration, repliez alors le genou vers la poitrine. En inspirant, reposez le pied au sol et laissez s'allonger la jambe. Une pause poumons pleins... En expirant, redescendez vos bras. Dès que les mains touchent le sol, détendez-vous instantanément. Respirez bien... Attendez un peu.

Prenez la posture avec l'autre jambe. Puis, effectuez la pose avec les deux jambes à la différence que vous ne partez pas jambes allongées. Celles-ci doivent être repliées, les pieds à mi-course pour ne pas creuser au niveau lombaire. Relaxez-vous bien après ces trois exécutions.

6. La demi-Sauterelle (Ardha-Shalabasana)

Présentation : c'est une posture très classique et très importante. Elle complète le *Serpent* et prépare la *Jonque*.

Effets : cet asana tonifie la région lombaire donc les reins (fonction d'élimination) et les surrénales dont nous avons déjà souligné l'importance. Il est ainsi purifiant et tonifiant. Il renforce la musculature du dos ce qui en fait un merveilleux défatigant de cette partie du corps, notamment pour ceux et celles qui ont un travail statique.

Difficultés : ne pas forcer est la seule règle à suivre.

Erreurs : basculer le bassin et la jambe vers un côté en prenant appui sur le genou resté au sol ; prendre de l'élan.

Concentration : sur la zone des « reins » (sentir la chaleur).

Description technique

Préparation : sur le ventre, le bas du visage en appui sur le sol, joignez les jambes. Fermez les poings et placez-les sous les cuisses (ou à côté), côté pouce-index contre le tapis. Verrouillez (c'est-à-dire contractez) le genou gauche. Prenez conscience de votre jambe droite...

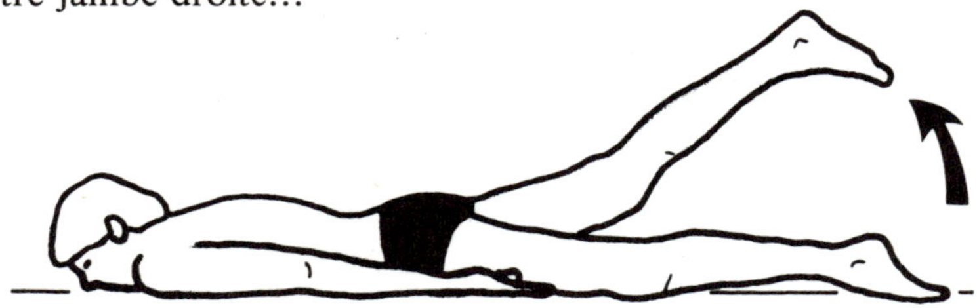

Prise de posture : sur une inspiration, soulevez la jambe droite, aussi haut que vous le pouvez avec les muscles propres à cette jambe et ceux du dos. Conservez la pose 2 à 4 respirations. Reposez la jambe en expirant. Détendez-vous, tête sur le côté. Respirez bien 1 ou 2 fois avant d'effectuer la pose avec l'autre jambe.

7. Dolasana (la Jonque)

Dolasana va être ici la suite logique de la *demi-Sauterelle*. En effet, durant la *demi-Sauterelle,* la partie haute du dos était inévitablement cyphosée (arrondie) ; il importe donc de rétablir les choses en la lordosant (en la creusant). Dans cette variante, entrelacez les doigts derrière le dos (paumes vers la tête), levez la tête, le buste et les jambes, soulevez les bras (en conservant les mains entrelacées) tout en les étirant afin de creuser entre les omoplates. Restez, si possible, durant 6 respirations... Puis détente à plat ventre...

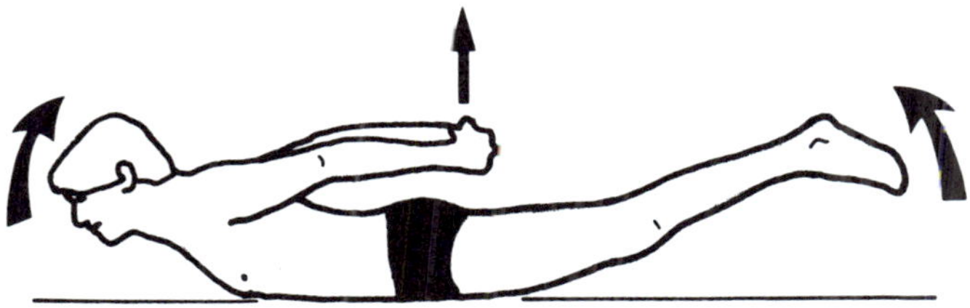

8. Le Chat, la Dévotion et le Diamant

Effectuez la posture du *Chat* (voir séance n° 1) en prenant conscience de tous les muscles qui entrent en jeu. Maintenez-la pendant six respirations en adoptant le rythme suivant : *inspiration* en six temps ; *poumons pleins :* deux temps ; *expiration :* six temps ; *poumons vides :* deux temps. L'unité de temps est égale à une seconde ou un battement cardiaque.

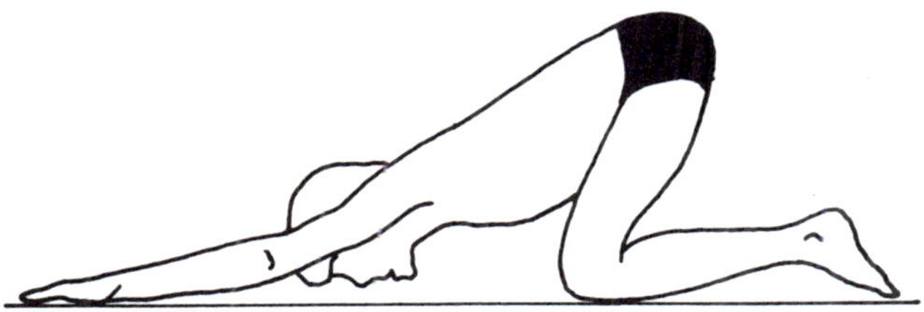

Détendez-vous ensuite en posture de *Dévotion.* Observez le va-et-vient de votre souffle durant une vingtaine de respirations.

Puis redressez-vous en *Diamant* sur une inspiration. Retrouvez la cambrure naturelle des « reins ». Etirez bien le tronc. Si vous maintenez les yeux fermés, veillez à bien détendre les paupières. Si, au contraire, vous les ouvrez, regardez un point sur le sol (sans fixité dans le regard) afin de rester calme et détendu. Tout en respirant en *ujjayi,* sentez l'harmonie qui est en vous.

Conservez cette pose de une à plusieurs minutes. Bien vécue, elle peut remplacer la relaxation finale.

9. Relaxation

Préparez bien votre corps à la relaxation. N'hésitez pas à provoquer un ou plusieurs bâillements (par exemple en vous étirant ou en vous massant les paupières). Puis laissez votre corps s'étaler sur le sol. Sentez-le entrer en contact avec le sol et y adhérer de façon de plus en plus nette.

Sentez maintenant votre jambe droite : le pied... le mollet... le genou... la cuisse... Sentez votre jambe gauche : pied... mollet... genou... cuisse...

Sentez votre bras droit : la main... le poignet... l'avant-bras... le coude... le haut du bras... Sentez votre bras gauche : main... poignet... avant-bras... coude... haut du bras...

Sentez les hanches... les fesses... le bas du dos... le milieu du dos... les omoplates... les épaules... la nuque... le cuir chevelu...

Sentez le bas-ventre... le ventre... la poitrine... le cou... l'intérieur de la gorge... la langue... les mâchoires... l'intérieur des joues... les lèvres... les joues... les narines... les paupières et les yeux... les tempes... les sourcils et l'espace entre les sourcils... le front...

Si l'état de relaxation ne vous semble pas suffisant, recommencez une nouvelle fois ce processus que l'on nomme **rotation de la conscience,** et qui a sur le psychisme une influence profonde et positive.

Puis observez le calme de votre respiration... Imprégnez-vous de ce calme... Laissez-le s'établir dans votre corps... dans votre cœur... dans votre mental...

Laissez son rythme envahir chaque partie du corps, chaque cellule. Sentez ce rythme vibrer en vous... Ne sentez plus que ce rythme… Tout votre corps respire… A chaque inspiration, c'est lui tout entier qui respire ; à chaque expiration, il évacue toutes les tensions résiduelles.

Restez dans cet état le temps que vous désirez. N'arrêtez que lorsque vous sentez votre attention s'émousser. Dirigez alors votre attention dans la partie la plus haute des narines et sentez-y l'air qui y pénètre à l'inspir. Faites comme si vous aviez une fleur à quelques centimètres des narines et que vous vouliez vous enivrer de son parfum.

Peu à peu remuez les doigts, les orteils, les membres et retrouvez le mouvement. Si le besoin s'en fait sentir, étirez-vous dans tous les sens !

Septième séance

1. Respiration complète et respiration carrée

Présentation : la respiration carrée est un *prânayama* majeur sans danger. Il est néanmoins prudent, avant de l'aborder, de s'être familiarisé avec les respirations rythmées de la sixième séance.

Tout *prânayama* comprenant une rétention de souffle doit, pour être bénéfique, être pratiqué sans précipitation. Habituez-vous progressivement à ces exercices qui, bien que physiologiques, demandent un travail inhabituel au cœur et aux poumons. En avançant lentement, vous atteindrez en fait le but plus rapidement et ce, sans problème.

Effets : la respiration carrée crée une sensation de calme et d'équilibre, amène une relaxation plus profonde. Elle influence positivement la psychologie de la personne (affectivité, caractère). Elle possède un effet dynamisant. Enfin, elle ralentit notablement le rythme des pensées et améliore ainsi la concentration durant la séance de yoga.

Difficultés : si vous avez pratiqué les respirations de la séance n° 6 pendant quelque temps (environ 8 à 10 jours), vous ne devriez pas avoir de difficultés pour celle-ci. Le seul point important est de ne pas laisser le rythme respiratoire s'accélérer à l'inspiration ou à l'expiration, ce qui serait un signe que la rétention de souffle à vide ou à plein a été trop longue. Revenez alors à un rythme plus aisé : 4 (inspir), 4 (poumons pleins), 4 (expir), 2 (poumons vides), ou 4 - 2 - 4 - 4.

Erreurs : respirer par à-coups : même si vous comptez mentalement de 1 jusqu'à 4, l'air doit entrer et sortir régulièrement des narines.

Concentration : sur le rythme 4 - 4 - 4 - 4.

Description technique

Préparation de la respiration complète : assis en tailleur, un coussin ou une couverture pliée en quatre sous les fesses ; redressez la colonne vertébrale et redonnez-lui ses courbures naturelles. Les reins sont un peu cambrés, le menton est légèrement rentré pour que la nuque soit dans l'axe du dos, bien étirée. Le haut du dos est redressé, mais sans rigidité.

Dans cette attitude, commencez par prendre conscience de votre souffle. Respirez lentement plusieurs fois de suite et enchaînez avec quelques respirations complètes.

Respiration carrée : après avoir expiré, inspirez lentement en comptant jusqu'à 4 (au rythme des secondes) et en pratiquant l'*ujjayi.* Retenez le souffle (poumons pleins) durant 4 temps, l'intérieur de la gorge légèrement contracté (pour sceller l'air). Expirez en 4 temps, restez poumons vides durant 4 temps. Recommencez 5 fois. Au fur et à mesure de votre pratique, vous pouvez augmenter le nombre des respirations.

N.B. : les conseils donnés à la sixième séance au sujet de la contraction des muscles abdominaux restent valables.

*

* *

2. L'Arbre

Présentation : les effets sont les mêmes (mais en plus accentués) que ceux observés lors de la posture de l'*Arbrisseau*. Toutes les précisions données pour cette posture sont valables pour l'*Arbre*.

Description technique

Préparation : après les respirations carrées, levez-vous doucement en prenant appui sur le sol avec vos mains. Une fois debout, placez le poids du corps sur la jambe et le pied gauche. Faites bien adhérer la plante de ce pied au sol. Regardez un point sur le sol à environ 1,5 m. Respirez consciemment, en *ujjayi*.

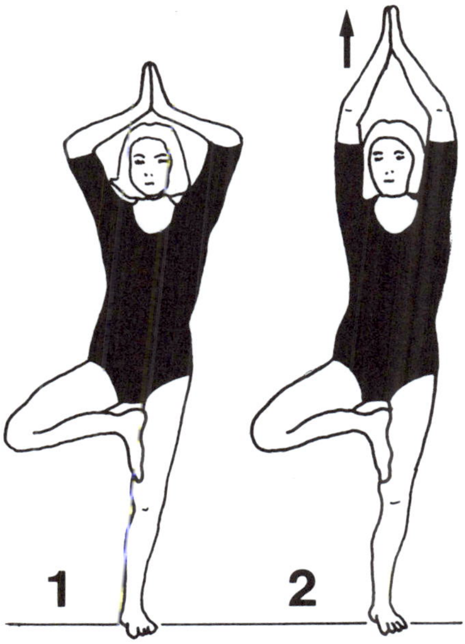

Prise de posture : sans perdre de vue le point de concentration au sol, venez placer la plante du pied droit contre la face interne de la cuisse gauche. Joignez vos mains devant le thorax, paume contre paume, pouces croisés à la hauteur du plexus solaire (creux de l'estomac). Respirez calmement... Puis, sur une inspiration, venez placer les mains jointes au sommet de la tête. Expirez... En inspirant une seconde fois, poussez doucement les mains vers le ciel pour étirer les bras (ceux-ci se rapprochent des oreilles). Restez dans cette posture tant que votre jambe gauche ne se fatigue pas, en respirant lentement et doucement.

Pour quitter la pose, commencez par redescendre les mains devant le thorax tout en expirant. Puis dégagez votre pied droit et reposez-le au sol. Séparez un peu les pieds l'un de l'autre... Laissez venir une inspiration profonde avant d'effectuer la posture de l'autre côté.

3. La Pince debout (en détente)

Présentation : la *Pince* (ou posture de l'étirement de tous les muscles postérieurs) est un asana relativement difficile qui, pour cela, doit être pris avec certaines précautions. Elle peut être effectuée à partir de la position assise ou debout. La variante proposée ici est la plus douce qui soit, ne demandant aucun effort.

Effets : elle cumule les effets d'une posture inversée (comme la *Chandelle*) et d'une posture de détente. L'importante masse de sang dirigée vers la tête soulage le cœur de son travail de pompe et vient stimuler, « rafraîchir » la peau, le cerveau, les glandes hypophyse et épiphyse. L'adepte prend mieux conscience des tensions existant dans son dos, ses épaules et sa nuque. Cet asana est salutaire à toutes les personnes tendues. De plus, la zone abdominale est massée avec toutes les répercussions possibles au niveau digestif et organique. Il importe de bien respirer.

Difficultés : la prise de conscience des tensions musculaires demande beaucoup d'attention. Leur dénouement exige un peu de pratique.

Erreurs : relever le buste et la tête trop rapidement (cela risquant de provoquer des vertiges, le cœur n'ayant pas eu le temps de se réadapter à la verticalité du corps) ; fermer les yeux au risque de perdre l'équilibre.

Concentration : sur le relâchement de la nuque (la tête doit sembler lourde comme si elle allait se détacher), des épaules (les bras ballants, on doit avoir l'impression qu'ils vont se décrocher du tronc), du dos et de la colonne vertébrale. Passez en revue ces trois parties du corps.

Description technique

Préparation : debout, les pieds parallèles entre eux, écartés d'un centimètre environ. Les bras sont le long du corps, relaxés.

Prise de posture : laissez monter une longue inspiration. Suspendez le souffle poumons pleins. Lorsque l'expiration s'amorce, laissez tomber *doucement* la tête en avant (le menton se rapproche du thorax) puis le haut du dos se courbe et, progressivement, le tronc tout entier descend vers le sol. Si l'expiration est trop courte pour faire ce mouvement en une seule fois, arrêtez-vous pour réinspirer, puis continuez à descendre sur cette seconde expiration.

Vous sentez à un certain moment que vous êtes au plus bas, et que votre tronc ne semble plus vouloir descendre. Veillez alors à relaxer les épaules, la nuque (si elle est bien détendue, le menton se trouve très près du thorax) et le dos. La détente de celui-ci est primordiale. En pratiquant la respiration complète et profonde vous sentez, à chaque fois que vous inspirez, le massage de la musculature du dos, et à chaque fois que vous expirez, sa détente.

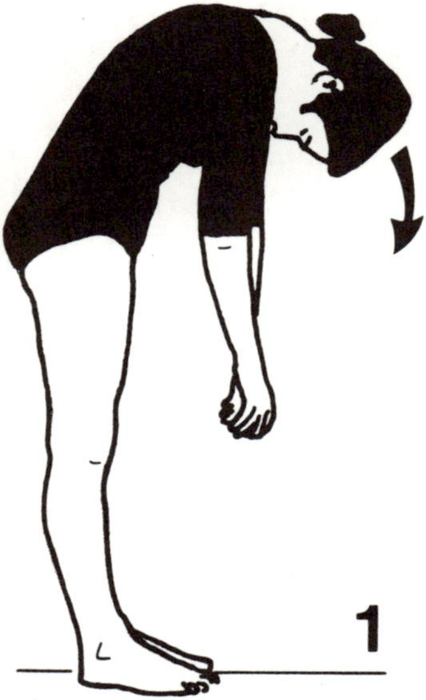
1

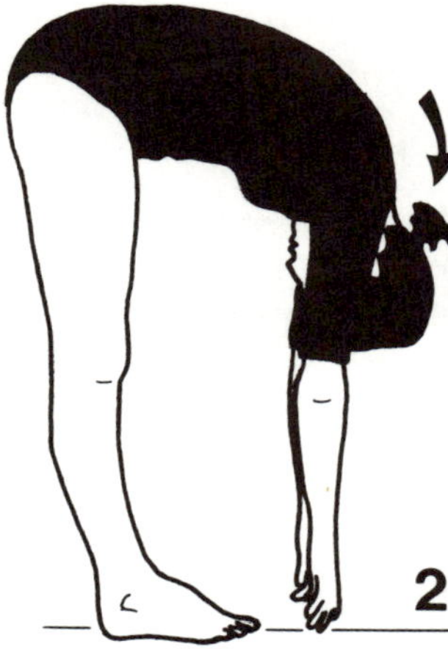
2

Avec les inspirations et les expirations profondes, vous arriverez à relâcher profondément le dos et à permettre ainsi aux mains de se rapprocher du sol sans effort. Après au moins 6 respirations dans cette attitude, redressez-vous en empilant les vertèbres les unes après les autres depuis les lombaires (reins) jusqu'aux cervicales (nuque). Redressez la tête en dernier, très lentement. Attendez quelques instants avant de vous asseoir.

4. Torsion assis, jambes écartées

Présentation : pour les effets, erreurs et concentration, reportez-vous à la *Torsion* de la séance n° 1. Dans cette variante, l'écartement des jambes crée une difficulté supplémentaire. Le travail étant plus intense, la posture est plus dynamisante.

Description technique

Présentation : assis les jambes allongées, écartez les pieds de la longueur d'un avant-bras (le poing étant fermé). Placez la main droite en appui sur le sol derrière le dos, à la hauteur de la colonne vertébrale, puis posez la main gauche contre la face externe de la cuisse ou du genou droit.

Prise de posture : inspirez lentement tout en poussant le sol avec la main droite pour étirer la colonne vertébrale. Commencez la torsion vers la droite lorsque vous êtes poumons pleins, en tournant le buste, puis continuez-la en expirant jusqu'à ce que le visage soit tourné vers la droite ou mieux vers l'arrière. Le menton est très proche de l'épaule. Les épaules sont presque perpendiculaires à leur position de départ (elles le sont chez les personnes les plus souples). Maintenez le dos aussi relaxé que possible grâce à la main en appui sur le sol qui maintient la position verticale, et grâce à celle située contre la cuisse (ou le genou) qui permet de faire pivoter le tronc.

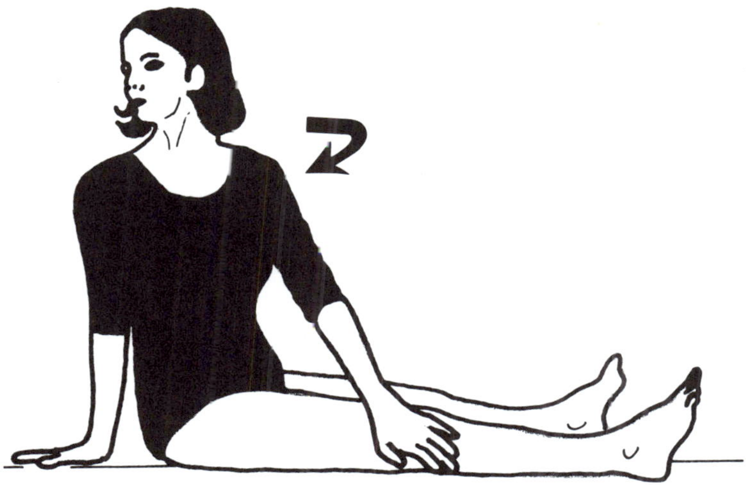

Respirez calmement en privilégiant l'expiration afin de compenser la diminution du volume d'air inspiré occasionnée par la torsion du thorax et de l'abdomen. Sentez le souffle qui se localise dans la partie droite des poumons. Effectuez 4 à 8 respirations.

Revenez vers l'avant sur une inspiration. Posez alors les mains sur les genoux ou sur les cuisses. Regardez un point sur le sol à 1,5 m environ devant vous, et restez à l'écoute de toutes les sensations qui ont été engendrées par la torsion. Si c'est nécessaire, n'hésitez pas à faire plusieurs respirations profondes.

Effectuez la pose de l'autre côté.

5. Déroulement de la colonne vertébrale au sol

Variante : prenez l'arrière de la tête avec la paume des mains (coudes pointés vers l'avant). Ici, le travail abdominal est beaucoup plus intense.

6. Le Cadavre : relaxation sensorielle

Placez-vous en relaxation à plat dos, les yeux fermés. Sentez vos omoplates bien à plat. Laissez votre corps adhérer au sol. Lâchez prise au niveau musculaire et articulaire... Puis, ouvrez lentement les yeux et, sans bouger la tête, regardez les objets qui sont dans votre champ de vision, sans fixer votre attention sur un point particulier. Soyez également conscient de l'espace entre les objets. Ayez une vision globale (1 mn environ).

Refermez doucement les paupières. Soyez maintenant à l'écoute de tous les bruits et sons qui viennent de l'extérieur ou de l'intérieur de la pièce dans laquelle vous vous trouvez. Là aussi, ne laissez pas votre attention se fixer sur un bruit particulier (par exemple le plus fort, le plus agréable...). Ecoutez aussi les silences (1 mn environ)...

Les paupières fermées, prenez conscience des sensations physiques et respiratoires. Si, par exemple, vous ressentez une sensation désagréable, recherchez alors une sensation agréable dans une autre partie du corps. Vous pouvez soit étendre cette sensation agréable à tout l'ensemble du corps (c'est une première étape), soit faire en sorte de tout ressentir sans choix et sans jugement (1 à 3 mn).

7. Pavanamuktasana

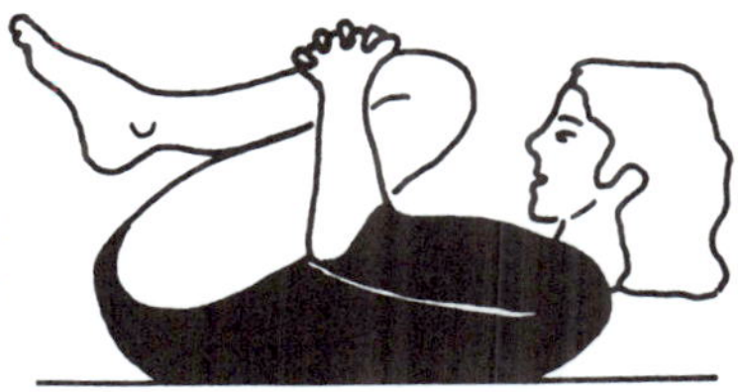

Effectuez la posture avec les deux jambes à la fois, comme expliqué lors de la séance n° 2.

8. La demi-Chandelle et la Charrue

Présentation : ces deux postures classiques du Hatha-yoga sont quasiment indissociables. L'une est la suite logique de l'autre. La *demi-Chandelle* (ou *Viparita karani mudra*) est beaucoup utilisée en thérapeutique tant ses effets sont multiples. La *Charrue* est un des asanas les plus appréciés des adeptes du yoga.

Effets :

a) La demi-Chandelle : une bonne partie des effets est due à l'inversion du corps. En effet la circulation du sang se trouve modifiée. La tête et le cou reçoivent un apport massif de sang sans que le cœur ait à se fatiguer. Le cerveau, le visage, les glandes (épiphyse et hypophyse pour la tête, thyroïde pour le cou) sont irriguées intensément, d'où les effets suivants : meilleure mémoire, amélioration de l'arthrose cervicale, prévention des rides, disparition de certains maux de tête... Le ventre et le bas-ventre sont libérés des masses de sang qui peuvent y stagner, d'où l'intérêt de cette posture pour les personnes atteintes de congestions, de stases ou d'hémorroïdes. Les jambes sont libérées du sang veineux pendant la pose et retrouvent un sang artériel neuf lors de la *Charrue* ou du retour au sol, d'où une action bénéfique sur les varices. Cette posture est salutaire à tous ceux qui, au cours de la journée, sont obligés à rester debout.

La *demi-Chandelle* est très utile à toutes les personnes qui ont du mal à pratiquer la respiration abdominale. Elle est donc recommandée à tous les asthmatiques. Enfin elle est remarquablement apaisante dès qu'elle peut être prise sans difficultés majeures. En Inde, on la nomme la *Mère des postures.*

b) La Charrue : elle étire de façon intense l'épine dorsale et comprime la zone abdominale. Ses effets vont avant tout découler de ces deux actions. L'étirement de la colonne vertébrale stimule les terminaisons nerveuses sortant des trous de conjugaison qui se ramifient dans le buste au niveau des organes, et tonifie le système nerveux par l'intermédiaire de la moelle épinière.

Il est, par contre, prudent de l'aborder avec douceur tant la souplesse vertébrale est dans bien des cas insuffisante.

Comme la *Chandelle,* la *Charrue* est défatigante. De par la position du buste, les organes se voient stimulés.

Difficultés :

— **La demi-Chandelle** exige, pour être prise, une force abdominale d'autant plus importante que les jambes et le bassin sont lourds. Une fois la posture installée, la colonne vertébrale devient le point central de la pose. La bonne tenue de cette dernière dépend de la souplesse de l'axe vertébral. L'inclinaison des jambes et du dos est primordiale.

Les personnes atteintes d'arthrose cervicale doivent observer les réactions de la nuque. Normalement cette pose inversée leur est bénéfique si elles en augmentent progressivement la durée. Pendant une affection aiguë (surtout les inflammations : otite, conjonctivite, sinusite, angine...), il ne faut jamais pratiquer de poses inversées, mais cette règle est aussi valable pour le yoga en général.

— **En Charrue,** l'étirement du dos peut se révéler douloureux les premiers temps, notamment si vous pratiquez le matin (évitez au saut du lit) ; il convient alors de ne pas rester plus de quelques secondes. L'arthrose cervicale est, dans les débuts, une contre-indication. Après une bonne pratique de la *Chandelle,* il devient possible de prendre une forme atténuée où le dos est un peu plus incliné vers le sol, réduisant ainsi le poids au niveau des cervicales.

Que les pieds touchent ou non le sol n'est pas important, l'essentiel est de ressentir un bon étirement dorsal.

La vraie difficulté de ces deux postures réside dans leur caractère inhabituel qui crée, chez certains débutants, un sentiment de peur. Celle-ci est alors responsable de leur échec. Les postures des 6 premières séances sont une bonne préparation.

Erreurs

— **En demi-Chandelle :** ne pas rentrer suffisamment le menton ; trop écarter les coudes ; trop incliner les jambes (ce qui intensifie l'effort lombaire) ; arrondir le dos (bien qu'il doive être incliné, sa colonne vertébrale forme une ligne droite).

— **En Charrue :** forcer pour toucher le sol ; vouloir trop tendre les talons ou les genoux ; bouger la tête.

Concentration

— **En demi-Chandelle :** sur la pose elle-même ou sur le souffle.

— **En Charrue :** sur la posture, sur le souffle, sur l'étirement du dos ou sur le massage abdominal.

Description technique

Préparation : allongé sur le dos, les jambes en contact, placez les bras le long du corps, paume des mains au sol. Rentrez le menton. Respirez calmement.

Prise de posture

— **La Chandelle :** inspirez lentement... Retenez le souffle quelques instants. En expirant, soulevez la tête, la nuque, les épaules tout en fléchissant légèrement les genoux (talons au sol). En inspirant, montez les jambes fléchies en contractant puissamment les muscles abdominaux afin que la région des reins reste sur le tapis. Une fois les jambes à la verticale, sans vous arrêter, expirez en commençant par rapprocher les genoux du visage, puis en levant les fesses et le dos. Retenez alors le bassin ou le bas du dos avec la paume des mains, coudes au sol. Il faut que le dos soit incliné vers le sol et les jambes inclinées vers l'arrière.

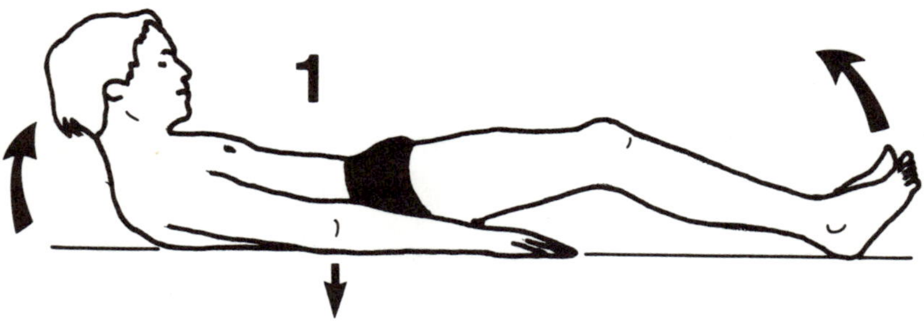

Détendez le visage et respirez aussi doucement que possible — sans forcer — 3 à 6 fois. Sentez l'arrière de la tête, la nuque, et les épaules bien en contact avec le sol.

2

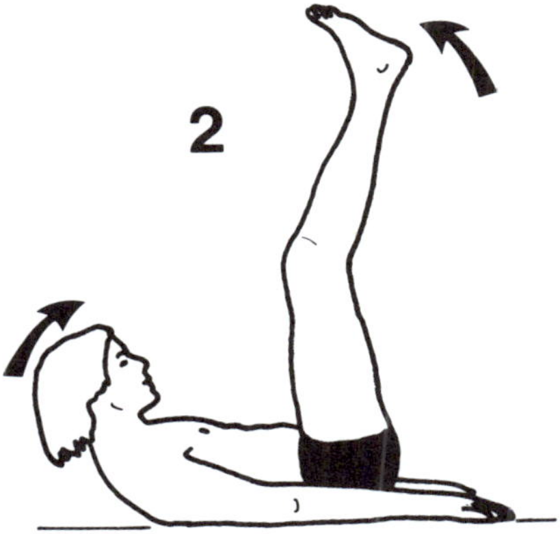

3

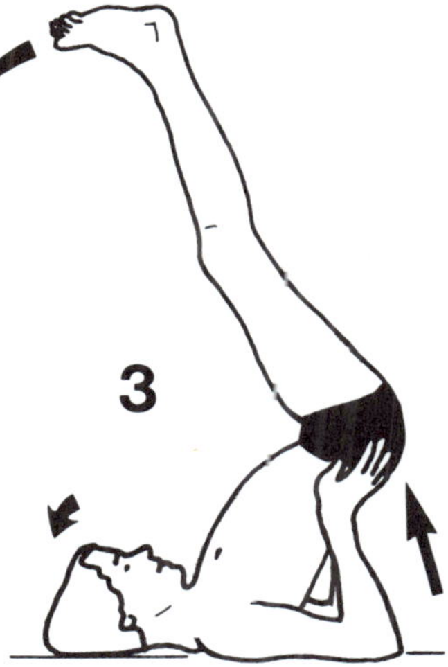

— **La Charrue :** sur une expiration, faites descendre les pieds vers le sol, derrière la tête. Laissez agir le poids du corps. Si vous ressentez un tiraillement trop fort dans votre dos, inclinez-le un peu plus vers le sol ou fléchissez les genoux. Si vous n'avez plus besoin de tenir votre dos, posez bras et mains sur le tapis dans une attitude naturelle et agréable. Restez dans la pose le temps de quelques respirations.

4

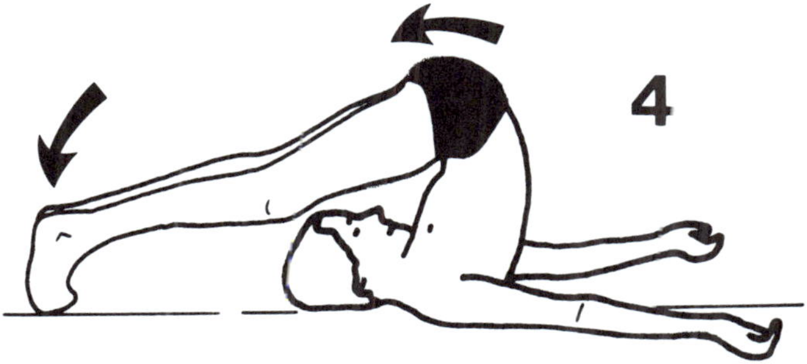

— **Le retour au sol :** il réclame toute votre attention. Commencez par placer vos bras parallèles entre eux, paumes des mains au sol. Descendez doucement votre dos (en contractant les muscles abdominaux) afin d'égrener les vertèbres, c'est-à-dire de les poser les unes après les autres. Les jambes passent le plus près possible du visage. Dès que la partie haute du dos est sur le sol, soulevez la tête puis la nuque (en fait, cela s'effectue naturellement) et continuez à reposer le dos en les maintenant levées.

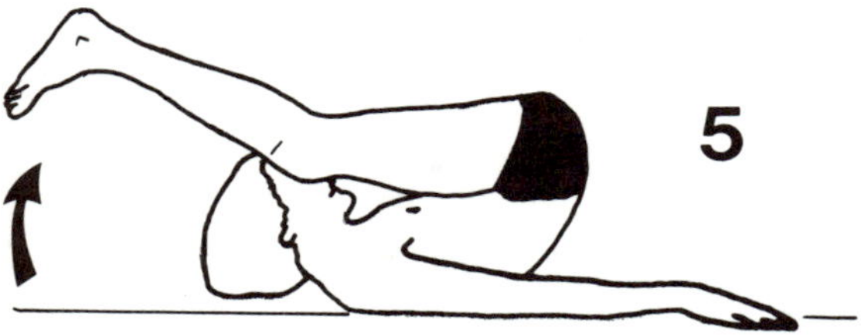

5

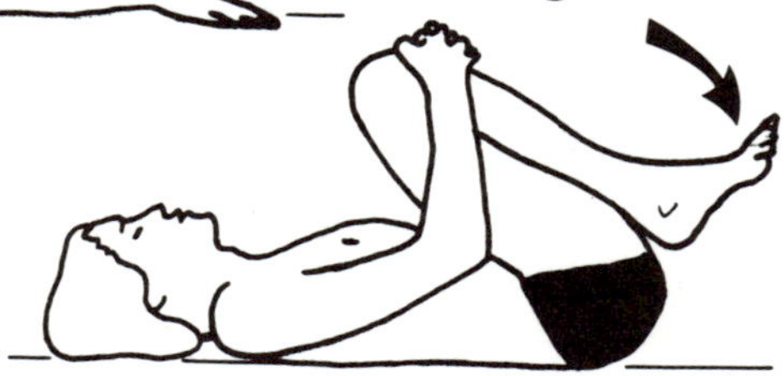

6

— **Contre-pose :** lorsque le dos et le bassin sont au sol, repliez les genoux vers la poitrine et entrelacez les mains autour. Reposez la tête en rentrant le menton afin d'étirer la nuque. Respirez profondément en faisant descendre le souffle jusqu'au bas-ventre. Tournez la tête plusieurs fois de suite à droite et à gauche, pour détendre la nuque. Soyez attentif aux diverses sensations venant de votre corps. Gardez cette contre-pose de 1 à 2 minutes, puis allongez vos jambes et relâchez complètement. Si vous sentez une douleur au niveau lombaire, cela signifie que vous êtes resté trop longtemps en *Charrue,* que vous avez trop forcé ou que votre colonne vertébrale n'est pas suffisamment préparée.

Relaxez-vous plutôt dans la position suivante : à plat dos, placez les pieds près des fesses, mais un peu plus espacés que la largeur du bassin. Laissez « tomber » les genoux vers l'intérieur pour qu'ils soient en contact. Les bras sont moyennement écartés, paumes vers le ciel. Dans cette posture, vous compensez le travail de la zone lombaire lors de la *Charrue,* surtout si vous respirez avec le ventre.

9. La Jonque arquée

Présentation : pour ce qui concerne les effets, difficultés, erreurs et concentration, reportez-vous à la séance n° 3. Dans cette variante le travail du dos est un peu plus intense.

Description technique

Préparation : sur le ventre, le bas du visage en appui sur le sol, les jambes sont allongées, les pieds distants de 40 cm environ. Séparez les bras du tronc, les mains à 30 ou 40 cm du corps, paumes au sol. Fléchissez le genou droit. Conservez une respiration calme.

Prise de posture : sur une inspiration, levez doucement la tête, le thorax, les bras, les jambes (la jambe gauche tendue, la jambe droite repliée). Respirez aussi profondément que vous le permet la posture (3 à 6 fois) en vous concentrant sur la sensation de chaleur venant de votre dos.

Revenez au sol sur une expiration. Détendez-vous à plat ventre dans la position la plus agréable... Effectuez des respirations profondes, sentez le bien-être qu'elles procurent. Lorsque vous êtes reposé, prenez la posture en pliant cette fois-ci le genou gauche. Enfin, effectuez la pose avec les deux jambes repliées (les genoux sont écartés, les pieds au contraire sont en contact).

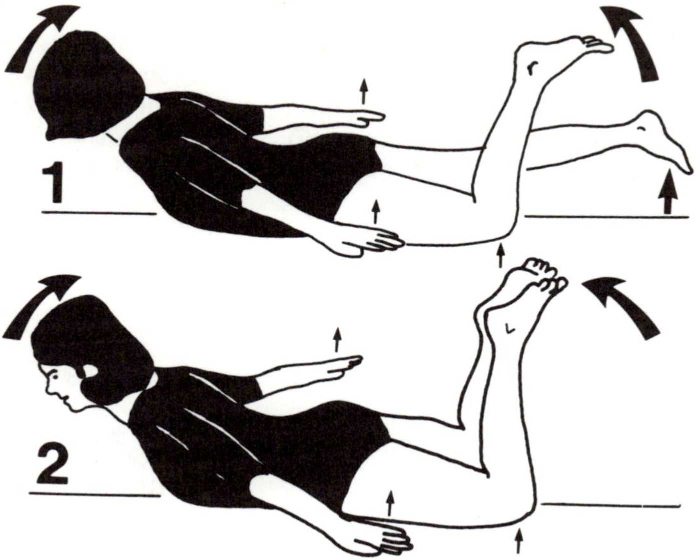

10. Le Chat

Voir séance n° 1.

11. La Dévotion et le Diamant

Après quelques respirations en posture du Chat, détendez-vous en adoptant la pose de Dévotion, front au sol devant les genoux. Entrelacez les doigts derrière le dos et posez-les sur la région des reins, paumes vers le ciel, les coudes retombant latéralement vers le sol. Ayez une respiration à la fois lente et profonde.

Soyez alors attentif au massage de votre dos occasionné par le souffle, et suivez le mouvement de va-et-vient de vos mains. La présence de ce mouvement indique que l'air descend dans la partie basse des poumons. Restez ainsi dans cette attitude le temps nécessaire à l'obtention d'un état de profonde intériorisation.

Puis, en inspirant longuement, redressez votre tête et votre buste pour vous retrouver en posture du Diamant. Placez les mains dans le giron l'une sur l'autre, la droite dans la gauche, paumes vers le haut. Regardez un point sur le sol à un mètre ou un mètre cinquante. Tout en observant ce point, recevez de façon égale les sensations physiques et celles engendrées par l'acte respiratoire (1 minute environ).

12. La Relaxation et Nadi-Sodhana mental

Allongez-vous doucement sur votre tapis... Préparez consciencieusement votre corps en recherchant quel doit être l'écartement des jambes et des bras, la bonne position de la nuque... Abaissez les paupières et abandonnez tout effort... Décrispez le visage si vous y percevez quelques tensions...

Puis, accueillez la détente dans votre jambe droite. Sentez-la présente dans le pied, la cheville, le mollet, le genou, la cuisse, la hanche. De même ensuite pour votre jambe gauche. Accueillez la détente dans votre bras droit. Sentez-la présente dans votre main, votre poignet, votre avant-bras, votre coude, la partie haute de votre bras, votre épaule. Puis, de même pour votre bras gauche. Accueillez la détente dans votre tronc. Sentez-la s'installer dans le dos (depuis les lombes jusqu'aux omoplates), dans l'abdomen, dans le thorax. Accueillez la détente dans votre cou, et dans votre nuque. Sentez-la qui pénètre dans tous les petits muscles du cuir chevelu et du visage, dans les machoires et dans la langue.

Observez l'état obtenu...

Si vous disposez de suffisamment de temps, vous pouvez terminer cette relaxation par un Nadi-Sodhana mental. Tout en gardant le corps parfaitement immobile, imaginez l'air pénétrant par la narine gauche puis ressortant par la narine droite, entrant par cette même narine droite puis ressortant par la narine gauche. Ces deux respirations constituent un cycle ; vous pouvez en effectuer six. Après cet exercice, reprenez conscience du réel passage de l'air par les deux narines. Ce Nadi-Sodhana mental facilite l'état de concentration et, surtout, ne crée pas de fixité risquant de provoquer une tension de l'esprit.

Reprenez le mouvement progressivement lorsque vous le désirez après avoir réamplifié le mouvement respiratoire.

ANNEXE

Du contrôle mental à la recherche du soi

1. La méditation véritable

La méditation est le but du yoga. Elle est un état de concience où relaxation et intériorisation deviennent naturelles. Cet état est caractérisé par un sentiment profond d'amour et de joie.

Notre vie ressemble aux dents d'une scie. Nous passons par des périodes d'excitation et des périodes de dépression. Nous recherchons les premières et fuyons les secondes. La méditation est au contraire un état stable et constant où l'équilibre mental et énergétique est réalisé ; l'être se sent à la fois calme et fort. L'amour et la joie sont alors ressentis indépendamment des événements extérieurs.

La méditation est caractérisée par une attention spontanée dénuée de tensions ou de désirs sous-jacents. Elle est à la fois plénitude et vacuité. En fait, les mots ne peuvent la décrire car ceux-ci ont été créés pour exprimer des situations connues et, avec la méditation, nous passons dans le domaine de l'inconnu.

Rares sont ceux qui atteignent la méditation parfaite. Notre mental est si fort, si pesant, qu'il nous voile cette réalité, qu'il obscurcit cette partie de nous-même, sereine et innocente, car cette joie et cet amour absolus sont en nous depuis toujours. Quand nous sommes dépressif, fatigué, à bout de nerfs, la joie est pourtant en nous. Quand nous sommes pris par la colère et que le rythme cardiaque s'accélère, la paix est néanmoins présente. L'homme le plus vil, le plus agressif, possède en lui cette étincelle d'amour qui brille chez lui autant que chez l'ermite himalayen.

Plus l'ego (notre carapace mentale) est fort, plus nous sommes coupé de notre centre. La recherche de notre équilibre, passe par la recherche de ce centre.

Le yoga, mais également le zen, le Ch'an, et de nombreux enseignements orientaux, insistent sur cette recherche. Les postures, les respirations, les relaxations et les exercices de concentration ont d'abord pour but de rendre notre esprit fort et sain, car ces chemins spirituels réclament de la part du pratiquant une grande énergie. Le yoga nous apporte une meilleure résistance psychique et nerveuse, mais il permet aussi de nous mieux connaître et de perfectionner notre faculté de discernement et de compréhension.

Quatre étapes nous conduisent progressivement vers la méditation. Nous apprenons en premier lieu à nous concentrer sur un point, c'est l'étape préliminaire qui consiste à focaliser notre attention sur un seul objet. La visualisation est le pouvoir de former des images, c'est l'éducation de la pensée, celle-ci étant véritablement considérée comme un instrument. Nous en sommes alors à la deuxième étape. Puis nous recherchons l'attention, c'est-à-dire qu'au lieu d'envoyer notre pensée sur un point (comme pour la première étape) nous laissons venir à nous l'impression ou l'objet considéré. Se concentrer sur le souffle, c'est tourner volontairement son attention vers le mouvement respiratoire. Etre attentif à sa respiration, c'est être disponible et passif afin de pouvoir la vivre pleinement. La concentration est active et volontaire, l'attention est passive et dénuée de tensions.

La quatrième étape, c'est la vigilance. Etre vigilant, c'est être attentif à tout ce qui est en nous et autour de nous. C'est par exemple être conscient que nous marchons, que nous ouvrons une porte, que nous parlons à un ami sur un trottoir…

Puis la méditation surgit quand la vigilance devient un état naturel et spontané (1).

2. La pratique

1re phase

Assis au sol, le dos droit, prenez un objet simple et peu encombrant (petite pierre, bout de bois…). Posez-le devant vous à environ 1 m ou 1,5 m. Regardez-le ! Mais attention, se concentrer ne signifie pas qu'il faille être tendu vers le point de concentration. Il est au contraire nécessaire de conserver tout le corps relaxé. Vérifiez notamment les paupières qui doivent ciller lorsque c'est nécessaire. Ne vous laissez pas hypnotiser par cet objet. Restez lucide ! Dès qu'une pensée arrive, soyez-en conscient. Si vous observez clairement cette pensée, elle ne peut plus survivre n'ayant plus d'espace suffisant. Deux n'existe pas ! Vous ne pouvez penser et être à la fois conscient que vous pensez ! Si un verre est rempli d'eau, vous ne pouvez pas y ajouter la même quantité de vin !

Acceptez ces pensées, même si elles vous gênent ; ce sont elles qui vous permettront d'aller plus loin. N'en faites pas un obstacle mais au contraire sachez les utiliser pour votre évolution. La pensée est bien sûr indispensable, mais malheureusement nous n'en avons pas le contrôle. Et ce contrôle est nécessaire pour que naisse en nous un mode de vie dénué de tension et d'agressivité.

---

1. Voir l'ouvrage de Mouni Sadhu : *La Maîtrise du Mental* (Editions Dangles, collection « Horizons spirituels »).

2e phase

Assis ou allongé à plat dos, relaxez-vous quelques instants... Visualisez au niveau du troisième œil (2) un océan calme et bleu. Vous devez avoir les paupières fermées, bien entendu. Visualisez cet océan derrière la paroi du front, à l'intérieur de la tête. Cet océan s'étend à perte de vue, à l'infini... Vous êtes assis au bord de cet océan, vous l'observez tranquillement, vous écoutez sa respiration... Sentez-vous en parfaite unité... Laissez même votre respiration s'unir au mouvement éternel des vagues...

Cette image très simple possède un effet apaisant remarquable. Elle peut être d'un grand recours aux personnes ayant du mal à s'endormir.

3e phase

Dans la posture de votre choix, observez votre respiration. Suivez le mouvement naturel de votre souffle. Soit vous sentez le passage de l'air dans les narines ou dans la gorge, soit vous suivez le mouvement du ventre ou du thorax. Ou bien écoutez le son

---

2. On nomme *Troisième œil* le chakra situé un peu au-dessus de l'espace entre les sourcils que les hindous (surtout les femmes) marquent d'une tache de couleur rouge ou brune (le *tilak*). Dans le *Kundalini-yoga,* on attache beaucoup d'importance à l'éveil de ces centres. La posture sur la tête bien connue des yogis est sensée développer ce centre grâce à l'inversion du corps. En effet, l'énergie cosmique, qui habituellement est d'abord captée par la tête, l'est ici par les pieds, et inversement l'énergie tellurique normalement captée par les pieds passe alors au niveau du crâne.

L'exercice que nous proposons est un des plus simples. Pour cette raison il peut être pratiqué par n'importe qui. Bien au contraire, les exercices plus poussés du *Kundalini-yoga* (ou certaines méditations basées sur le développement de ce centre) doivent être abordés avec prudence, surtout chez ceux qui ont en eux un profond déséquilibre psychique.

Si cette visualisation de l'océan au niveau du troisième œil provoquait un quelconque trouble, il conviendrait simplement de ne plus la refaire. Il faut néanmoins préciser que ce genre de réactions est rarissime avec un tel exercice.

interne de votre respiration (*ujjayi*). Il est nécessaire d'avoir les yeux fermés. Inlassablement, ramenez votre attention vers le souffle. Peu à peu vous créerez en vous une sensibilité suffisante pour que chaque pensée soit aperçue dès sa naissance. Votre esprit deviendra plus alerte, plus vif, plus libre. C'est toute la qualité de votre existence qui s'en trouvera améliorée.

4e phase

Allongez-vous sur le dos... passez en revue chaque partie du corps afin d'y amener la détente... Puis mettez-vous à l'écoute de toutes les sensations qui peuvent venir de votre corps ou de votre respiration... Ecoutez votre corps, écoutez sa respiration, écoutez sa vie interne, le cœur et ses battements, etc. Affinez votre écoute intérieure ! Lorsque ce premier stade est réalisé, devenez attentif aussi bien à votre corps qu'à tout ce qui peut venir de l'extérieur. Retrouvez une écoute globale, parfaite.

Vous êtes alors à la porte de la méditation qui s'ouvrira spontanément lorsque votre cœur, votre mental et votre corps auront retrouvé cette grande relaxation qui est amour, joie et paix (3).

---

3. Voir les deux ouvrages de Bhagwan Shree Rajneesh : *La Méditation dynamique* et *l'Eveil à la Conscience cosmique* (Editions Dangles, collection « Horizons Spirituels »).

Bibliographie

Arnaud Desjardins : *Au-delà du Moi* (La Table Ronde) ; *Le Védanta et l'Inconscient* (La Table Ronde).

V.-R. Dhiravamsa : *La Voie du non-attachement* (Editions Dangles).

Khalil Gibran : *Le Prophète* (Casterman) ; *La Voix de l'éternelle Sagesse* (Editions Dangles).

Christmas Humphreys : *Concentration et Méditation* (Editions Dangles).

André Van Lysebeth : *Prânayama, la dynamique du Souffle* (Flammarion).

Philippe de Méric : *Yoga pour chacun* (Le Livre de Poche).

Bhagwan Shree Rajneesh : *La Méditation dynamique* (Dangles) ; *L'Eveil à la Conscience cosmique* (Dangles).

Mouni Sadhu : *La Maîtrise du Mental* (Editions Dangles).

Satprem : *Sri Aurobindo ou l'Aventure de la Conscience* (Buchet Chastel).

Vimala Thakar : *La Méditation, un mode de vie* (Le Courrier du Livre).

Revues :

Energie Vitale, 27, rue de Fleurus, 75006 Paris.

Revue Yoga, 118, rue Georges-Moreau, 1070-Bruxelles (Belgique).

Les Cahiers de l'Ouest, U.Y.O., 2, rue Du Guesclin, 35000 Rennes.

Conclusion

Le yoga est un chemin qui nous conduit de la dispersion à l'unité, de la tension à la relaxation, de la souffrance à la joie, de la fermeture à l'ouverture, de la sécheresse à l'amour...

Il nous invite à retrouver en nous cette paix silencieuse et sereine qui existe, qui a toujours existé, qui existera toujours... Point n'est besoin d'exercices compliqués pour aller à la rencontre de cette partie de soi-même. Pas d'initiation secrète, pas d'ascétisme forcené. Simplement avoir en soi ce subtil désir de modifier sa vie en profondeur.

— Le premier mouvement est de se sentir bien dans son corps.

— Le second est d'avoir un cœur sensible mais non vulnérable.

— Le troisième est de connaître le calme de l'esprit.

— Le quatrième est de se sentir uni à toute chose, à tout être vivant.

Yoga signifie jonction. Quand cette unité parfaite est réalisée, quand toute trace de dualité a disparu, le yogi a véritablement accompli un pas de géant pour l'humanité.

Qu'il en soit ainsi pour chacun.

Index

Table des matières

Deuxième partie :
7 SÉANCES DE YOGA

CLERC S.A. - 18200 Saint-Amand-Montrond
Dépôt légal Éditeur n° 1505 - Juin 1989 - Imprimeur n° 4117

Du même auteur, collection « Psycho-soma » :

Thierry LOUSSOUARN

TRANSFORMEZ VOTRE VIE PAR LA SOPHROLOGIE. Guide pratique de relaxation dynamique et curative.

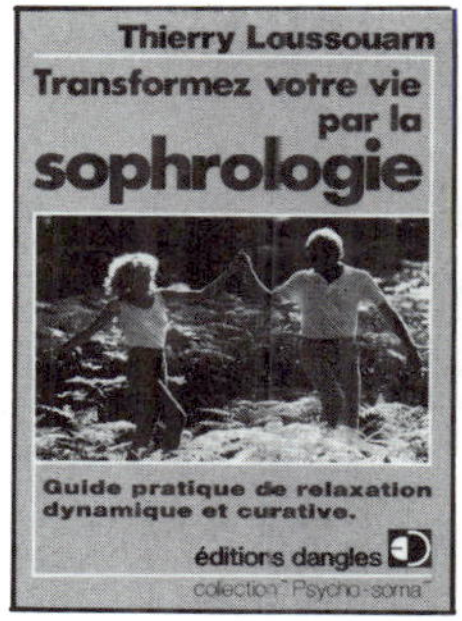

Format 15 × 21 ; 160 pages ; illustré.

A mi-chemin entre la relaxation, l'hypnose, le training autogène et le biofeedback, la sophrologie est tout à la fois une technique et une philosophie dont le but essentiel est **l'épanouissement de l'être et la transformation positive de son existence.** Chacun de nous possède en lui les ressources et les moyens nécessares à sa guérison, à son épanouissement et à sa réalisation ; la sophrologie permet la remontée de ces aptitudes et facultés du subconscient au conscient ; elle est aujourd'hui utilisée avec succès en thérapie, en médecine préventive et en pédagogie. Elle vise à rendre l'homme **indépendant**, à créer une conscience positive pour l'amener à devenir le propre artisan de son bien-être et de sa croissance. La réussite et l'épanouissement dépendent très largement de la qualité de nos pensées et notre capacité à apprehender positivement la vie ; la « chance » apparaît alors plus comme le résultat d'un état mental fort et déterminé que comme le fruit du hasard ou de la fatalité.
Ce **livre pratique**, recueil d'exercices progressifs, vous présente un enchaînement de diverses techniques accessibles à tous, décrites avec précision et réalisables **par chacun, seul et chez soi** ; elles ont largement fait la preuve de leur efficacité et ont été l'objet de nombreuses expériences scientifiques :

— la **relaxation musculaire** permettant la redécouverte de notre corps,
— la **sophronisation** qui nous ouvre les portes du contrôle émotionnel,
— la **détente mentale profonde** qui nous libère du stress et des tensions,
— les **exercices de visualisation positive** qui imprègnent puissamment notre subconscient et modifient nos comportements les plus négatifs,
— l'**autosuggestion dirigée** axée vers la « *dynamisation du positif* »,
— l'art de réapprendre **à bien dormir** et à protéger notre sommeil,
— la **relaxation dynamique** qui affine la perception de notre corps et nous apprend à être véritablement « *ici et maintenant* »,
— les **exercices d'enracinement** qui renforcent notre détermination.

Nous savons que l'homme ordinaire n'exploite qu'environ 4 % des potentialités de son cerveau ; grâce à un contrôle mental correct — dont la sophrologie est l'une des principales clés — chacun peut augmenter considérablement ce pourcentage et créer en lui de nouveaux comportements d'autonomie et de responsabilité, d'indépendance et de recherche d'harmonie, sentiments générateurs d'une énergie considérable et points de départ d'une nouvelle vie féconde, heureuse, emplie de bien-être, de paix et d'amour.

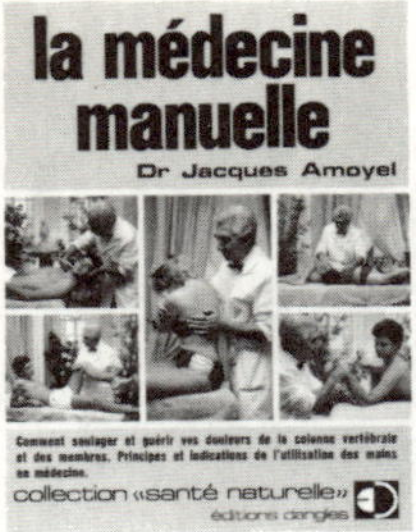

Dans la même collection :

Docteur Jacques AMOYEL

LA MÉDECINE MANUELLE. Principes et indications de l'utilisation des mains en médecine, pour soulager et guérir vos douleurs de la colonne vertébrale et des membres.

Format 13,5 × 18 ; 160 pages ; illustré

La médecine manuelle utilise des **manœuvres de mobilisation passive mais forcée** sur l'appareil ostéo-musculaire du corps humain. Son principe consiste à d'abord définir la lésion articulaire du patient, puis à combiner trois techniques principales :
— le **massage** (pour les perturbations cutanées, musculaires ou ligamentaires) ;
— la **mobilisation articulaire** qui fait exécuter à l'articulation ses propres mouvements normaux ;
— et la **manipulation articulaire** (en rotation ou en traction) qui consiste à porter l'articulation à la limite de ses possibilités dynamiques.
Elle rétablit ainsi l'équilibre anatomique pour soulager immédiatement (dès la première séance), voire guérir définitivement (généralement en 2 ou 3 séances). Son efficacité ne peut plus être mise en doute de nos jours.
Ses **indications thérapeutiques** sont nombreuses ; parmi les principales :
— Au niveau crâne/nuque : céphalées, migraines, tension de la colonne cervicale, cervicalgies, troubles de la statique...
— Au niveau de la colonne vertébrale : torticolis, « coup du lapin », dorsalgies, lombalgies, arthrose...
— Au niveau des membres : douleurs crurales et sciatiques, tendinites, entorses, foulures, claquages, crampes...
— Au niveau des organes : troubles cardio-vasculaires, respiratoires, digestifs, O.R.L., gynécologiques...

EXTRAIT DE LA TABLE DES MATIÈRES :